看護における
コミュニケーション・
パラダイムの転換

ケアとしてのコミュニケーション

深谷安子　北村隆憲

編 著

関東学院大学出版会

は　し　が　き

　　看護教育にとって、臨床における患者や利用者を対象に看護のあり方を学ぶ看護学実習は、学生がそれまでに学んだ理論、知識、技術を、様々な健康ニーズ・看護ニーズを持つ人々に実際に適用しながら、その意味を理解するための重要な位置づけを持っている。多くの看護学実習は、学生一人が１名の患者や利用者を受け持ちながら、対象の看護ニーズの把握、看護アセスメント、ケアプランの作成、ケアの提供といった看護を展開する。学生達は、認知症や言語障害のために意思表示が難しい患者や利用者であっても、彼らのわずかな表情の変化や行動からどのようなニーズがあるのかを探り、ケアを行うために、多くの言葉かけや身体的ふれあいなどの言語的・非言語的コミュニケーションを用いる。看護教育に携わっている教師、臨床で働いている看護師の中には、学生達のこのような実習を通して、患者や利用者の発語が増加したり、表情が豊かになったりしたという体験をされた方が、少なからずいると思う。ある看護学実習において、学生が寝返りにも介助が必要で、発語も難しい患者を２週間担当して実習が終了した。その後に、患者が青いユニフォームを着た学生が目に入ると、その姿をずーっと目で追っているのを見て、胸がつぶれるような思いをしたことがある。その患者にとっては、自分を一人の人間として接してくれたのは青い服の学生であったのかも知れない。

　　様々な人生を必死に生き抜いてきた高齢者の多くは、施設で最期を迎える。その人生の最後の日々を、彼らは良い人生だったと思いながら過ごしているだろうか。学生の担当が外れたこの患者には、誰がどのような言葉かけをどの位おこなっているだろうか。本研究はこのような疑問から出発した。看護師と患者・利用者とのコミュニケーションの重要性は、看護師にとっては周知のことである。看護においては、患者・利用者を身体、心理、社会的な一人の人間として全人的にとらえることやそのケアの重要性が教育され、看護研究においてはその探索が続けられてきた。看護にとってコミュニケーションは、看護過程の展開において必要不可欠なものであり、傾聴、共感、タッチといったコミュ

はしがき

ニケーション技術の教育も実施されてきた。しかし、実際の臨床場面において、看護師と患者・利用者の間にはどのようなコミュニケーションが展開されているのか、その実態についての研究は行われてこなかった。また、「コミュニケーションは相互作用である」という言葉は広く知られてきたが、過去のコミュニケーション研究においては、医療者側のコミュニケーションのあり方に視点があてられ、患者・利用者との相互作用の視点からの分析が不十分であった。

　したがって、我々はまず、高齢者施設における看護師と高齢者間のコミュニケーションの実態調査から取り組んだ。調査対象施設は、設置目的の異なる老人福祉施設、老人保健施設、療養型病床群（旧）の3つのタイプの高齢者施設とした。その結果、一人の高齢者の1日の発語時間は平均4分という驚くべき事実が得られた。しかし、看護師は高齢者や利用者の意識の有無にかかわらず、ケアに際しては必ず声かけを行っている。では何故このような結果が生じるのか。その主な理由は、看護師の声かけの種類にあった。看護師の声かけの約80%は、自らの看護業務を安全に効率よく展開するための業務関連コミュニケーション（タイプⅠコミュニケーションと称する）で構成され、高齢者や利用者の発語がコントロールされていることがわかった。そしてこのようなコミュニケーションの背景に、これまでの医療・看護において教育されてきた「専門職としてのコミュニケーションのあり方」が大きく影響していることが考えられた。

　本書は、こうした問題意識を背景に私たちが行ってきた研究からの知見を総合的に提示するものである。本書には2つの主要なテーマがある。看護におけるコミュニケーション・パラダイムの転換に向けて、1つ目は患者・利用者への生活世界コミュニケーション（タイプⅡコミュニケーション）の重要性、2つ目はコミュニケーションにおける相互行為分析の必要性についてである。これらのテーマに基づき、第1章では、コミュニケーションとは何か、医療・看護における主要なコミュニケーション概念、コミュニケーション研究のパラダイムの転換の必要性について論述する。第2章は、看護におけるコミュニケーション研究の動向とその問題や課題について論述する。第3章は、我々のこれまでの看護師と高齢者間のコミュニケーション研究から得られた結果について紹介

し、今後の課題について論述する。第4章は、会話分析を用いたコミュニケーションの相互行為分析の結果について論述する。第5章は、非言語コミュニケーションの重要性と非言語コミュニケーション研究の現状と研究方法について論述する。第6章は、患者との相互作用を視点に入れた患者教育のあり方について論述する。第7章は、認知症高齢者への看護のあり方を認知症高齢者とのコミュニケーションの相互行為分析から論述する。

　本書の各章における探求を通じて、私たちは、従来の医療・看護専門職としてのコミュニケーション・パラダイムを見直し、特に小児、長期療養者、高齢者、終末期にある人々のためには、コミュニケーションをケアとして位置づける必要性について示唆することになる。したがって、本書は、医療・看護の主体は患者・利用者であり、医療・看護専門職者は患者・利用者が必要とするサービスの提供者であるという立場から、一人の人間としての患者・利用者とのコミュニケーションのあり方を多角的に記述しようとする私たちの一つの試みである。

　なお、本書のベースとなったコミュニケーションに関する研究は文部科学省科研費（基盤研究（C）12672345、基盤研究（C）17592328）の助成によって実施された。

　　2018年1月

深 谷 安 子

北 村 隆 憲

目　　次

はしがき …………………………………………………………………………… i

第1章　看護におけるコミュニケーション・
　　　パラダイムの転換 …………………………………（深谷安子）1

1. はじめに …………………………………………………………………… 1

2. コミュニケーションとは ……………………………………………… 1

2.1　コミュニケーションの定義 ……………………………………………… 2

2.2　コミュニケーションの種類 ……………………………………………… 5

3. 医療・看護領域で使用されているコミュニケーションの
　視点と定義 ……………………………………………………………… 6

3.1　Person（Patient）-Centered Communication：人間（患者）中心

　　　コミュニケーション …………………………………………………… 7

3.2　Therapeutic Communication：治療的コミュニケーション ………… 9

3.3　Health Communication：健康コミュニケーション …………………11

3.4　Clinical Communication：臨床コミュニケーションまたは Medical

　　　Communication：医療コミュニケーション …………………………12

3.5　Nursing Communication：看護コミュニケーション ………………12

3.6　医療・看護領域におけるコミュニケーション研究の

　　　視点のまとめ …………………………………………………………14

4. 看護に必要とされるコミュニケーション・パラダイムの転換 ……15

4.1　看護におけるコミュニケーションの伝統的な位置づけ ……………15

4.2　看護の目的とは ………………………………………………………16

4.3　医療ニーズ、看護ニーズの基礎となる健康観 ………………………16

4.4　看護コミュニケーションの実態から求められるケアとしての

v

目　次

　　　　　コミュニケーション ……………………………………………… 17

第2章　看護コミュニケーション研究の動向 ………… (北村隆憲) 25

1. は じ め に ……………………………………………………………… 25

2. 看護コミュニケーション研究の概要 ……………………………… 26

　　2.1　看護コミュニケーション研究の背景 ……………………… 26

　　2.2　看護におけるコミュニケーションの特徴 ……………… 27

　　2.3　看護コミュニケーションの諸側面 ……………………… 28

3. 「相互行為」としての看護コミュニケーション ……………… 29

　　3.1　一つの研究例とその弱点 …………………………………… 31

4. 結語―先行研究からの示唆 ……………………………………… 33

第3章　要介護高齢者とケア提供者との
　　　　コミュニケーション ………………………… (深谷安子) 37

1. は じ め に ……………………………………………………………… 37

2. 要介護高齢者とケア提供者とのコミュニケーションの実態 ……… 37

　　2.1　高齢者とスタッフ間のコミュニケーションの種類 ………… 39

　　2.2　スタッフによる高齢者への声かけ時間 ……………… 41

　　2.3　高齢者の発語時間 …………………………………………… 43

　　2.4　スタッフの声かけ時間と高齢者の発語時間との関連性 ………… 43

　　2.5　高齢者の自発発語時間と回数 …………………………… 44

3. 高齢者の発語時間に影響する要因について ……………………… 46

4. スタッフのコミュニケーション改善のための
　　教育的介入プログラム ……………………………………………… 48

　　4.1　要介護高齢者への「タイプⅡ声かけ」を推進するための
　　　　グループディスカッション …………………………………… 49

　　4.2　教育的介入プログラムによる効果 ………………………… 51

5. 高齢者、小児、終末期の患者／利用者へのタイプⅡ
　　コミュニケーションの重要性 …………………………………………53

vi

目　次

第4章　看護コミュニケーションを相互行為として
　　　分析する—タイプⅠとタイプⅡの質的分析 … （北村隆憲）57

1. は じ め に …………………………………………………… 57

2. 看護コミュニケーションの「相互行為分析」…………………… 58

　2.1　エスノメソドロジーと会話分析 ………………………… 58

　2.2　医師−患者コミュニケーションの相互行為分析 ……… 60

　2.3　看護コミュニケーションの相互行為分析 ……………… 62

3. 「タイプⅠ」と「タイプⅡ」コミュニケーションの

　　相互行為分析 ……………………………………………… 63

　3.1　コミュニケーションを制約する相互行為の諸特徴—「タイプⅠ」… 63

　3.2　コミュニケーションを促進する相互行為の諸特徴—「タイプⅡ」… 69

　3.3　2つのコミュニケーション形式の関係 ………………… 75

4. 考察と結論 …………………………………………………… 78

第5章　看護における非言語コミュニケーションおよび
　　　その計測 …………………………………… （川口　港）83

1. は じ め に …………………………………………………… 83

2. 非言語コミュニケーションの分類とその要素 ……………… 83

3. 看護における非言語コミュニケーションに関する研究事例 ……… 86

　3.1　非言語音声メッセージ：韻律 …………………………… 86

　3.2　身体動作（ジェスチャー）と接触 ……………………… 87

　3.3　空間的要素としての対人位置 ………………………… 88

　3.4　外見的特徴 ………………………………………………… 89

　　3.4.1　表　情 …………………………………………… 89

　　3.4.2　視　線 …………………………………………… 90

　　3.4.3　瞬　目 …………………………………………… 91

　3.5　そ の 他 ………………………………………………… 92

4. 非言語コミュニケーションの測定と分析（1）：現状 ……… 93

vii

目　次

5. コミュニケーションに関与する中枢神経系 ………………………… 95

6. 非言語コミュニケーションの測定と分析（2）：脳活動計測 ……… 97

7. 今後の展望 …………………………………………………………… 101

第6章　COPD 患者のセルフマネジメント教育における
**　　　　コミュニケーション** ………………………………（若林律子）107

1. は じ め に ………………………………………………………… 107

2. COPD 患者教育の移り変わり ……………………………………… 108

3. COPD 患者のセルフマネジメント教育に必要な
　　コミュニケーション ……………………………………………… 112

　　3.1　基本的なコミュニケーション ……………………………… 112

　　3.2　セルフマネジメント教育に必要なコミュニケーション ……… 114

　　　　3.2.1　モチベーション ………………………………………… 114

　　　　3.2.2　自己効力感と行動変容 ………………………………… 115

4. COPD 患者のセルフマネジメント教育における
　　コミュニケーションの実際 ……………………………………… 116

第7章　認知症ケアにおけるコミュニケーション …………（小山幸代）125

1. は じ め に―認知症ケアの現況― ……………………………… 125

2. 認知症による脳の器質的障害とコミュニケーションに
　　関与する機能の特徴 ……………………………………………… 127

　　2.1　認知症の定義とアルツハイマー型認知症 ………………… 127

　　2.2　アルツハイマー型認知症とコミュニケーションに
　　　　関与する機能の特徴 ………………………………………… 129

　　　　2.2.1　認知機能 ………………………………………………… 130

　　　　2.2.2　言葉を理解する、話すための機能 ………………… 131

　　　　2.2.3　感情機能 ………………………………………………… 132

3. 認知症の人とのコミュニケーションの基本 …………………… 133

　　3.1　基本的なコミュニケーションの方法 ……………………… 133

viii

　　　　　　　　　　　　　　　　　　　　　　　　　　　　　目　　次

　　3.1.1　状況や文脈の理解を助ける　……………………………………133

　　3.1.2　メッセージ内容の工夫をする　…………………………………134

　　3.1.3　感情に焦点を当てて応答する　…………………………………135

　　3.1.4　阻害する因子を減らす　…………………………………………136

　3.2　行動・心理症状とコミュニケーション　……………………………136

4. 認知症の人とケア提供者の相互行為に基づく

　コミュニケーションの検討　……………………………………………138

　4.1　認知症の人の感情に焦点を当てたコミュニケーション　……………138

　　4.1.1　入院時の場面　……………………………………………………139

　　4.1.2　BPSD が出現した場面　…………………………………………143

　4.2　生活行動を発揮して生活できるよう支援するための

　　　コミュニケーション　………………………………………………145

5. 認知症ケアにおけるコミュニケーションの今後の課題　……………148

　索　　引　………………………………………………………………………153

第1章 看護におけるコミュニケーション・パラダイムの転換

1. はじめに

　昨日一日を思い浮かべてほしい。あなたは誰と、何処で、どのような会話を、どの位の時間、行っただろうか。朝、目覚めてから子供を学校に送り出すまでに交わした会話、あなたが職場へ出かける前に家族と交わした会話、学校・職場・地域で友人・知人・同僚と交わした会話、自宅に戻り就寝までに家族・友人・知人と交わした会話、その中には様々な種類の会話が様々な目的で行われていたにちがいない。このように我々は、この世に生まれてから、旅立つまで毎日多くの言語や非言語によるコミュニケーション活動を行っている。本章では、コミュニケーションとは何かを踏まえたうえで、医療・看護領域ではどのようなコミュニケーション研究が行われているのか、そして看護においてはどのようなコミュニケーションが必要とされているかを考えてみたい。

2. コミュニケーションとは

　看護にとってのコミュニケーションは、様々な発達段階、様々な健康レベルの中に存在する人々の、多様な保健・医療・看護ニーズを明らかにし、そのニーズに沿った質の高い看護を提供するために、必要不可欠なものであり、その重要性は多くの看護師に認識されている。しかし Bridges and Alison（2014）は、施設ケアを受けている高齢者は、ケアの中でも関係性の側面をより重要とみなし、自分を患者としてではなく人間として見つめてくれる、暖かく、人間的なつながりができるスタッフとの関係性を求めていることを指摘している。高齢者からこのような要望が出されるということは、施設の中で行われているスタッフと高齢者のコミュニケーションには、人間的な繋がりが薄いと受け止められているからであろう。このように、医療者が認知している「理念としての

1

第1章　看護におけるコミュニケーション・パラダイムの転換

コミュニケーションの重要性」と、臨床で行われている「実際のコミュニケーション」には乖離が存在する可能性がある。人々の多様な保健・医療・看護ニーズを満たし、高齢者とケア提供者間の人間的関係性を構築するために、実際にはどのようなコミュニケーションが展開されているのだろうか。コミュニケーションの現状を把握し、看護にとってどのようなコミュニケーションが必要とされているのかを考えるにあたって、私たちが日常生活で、看護場面で、日常的によく用いているコミュニケーションという用語とは、いったい何かからまず考えてみたい。

2.1　コミュニケーションの定義

コミュニケーションとは何かを辞書（三省堂 大辞林：2017）で調べると、「人間が互いに意思・感情・思考を伝達し合うこと。言語・文字その他視覚・聴覚に訴える身振り・表情・声などの手段によって行う。」と定義されている。コミュニケーション（Communication）の語源は、ラテン語の Communis（共通の）と、munitare（舗装する、通行可能にする）という言葉に由来する。私たちは当たり前のようにコミュニケーションという言葉を用いており、インターネット上においても、書籍においてもコミュニケーションに関連する多くの記述を目にすることができる。これは人間の様々な社会生活の全てにコミュニケーションが関わっているためである。では学術的にはコミュニケーションはどのように捉えられてきたのであろうか。

コミュニケーション研究が盛んになったのは 1950 年前後であり、これにはメディアの技術革新が大きく影響していた。コミュニケーション科学は、Shannon and Weaver（1949）の「コミュニケーションの数学的理論」、Wiener（1948）の「サイバネティックス」などによって、その基本的なパラダイムが整えられたとされている（Rogers 1986 = 1992）。その後、コミュニケーションとは何かについての捉え方には時間的な推移がみられる。末田と福田（2005）は、Dance and Larson によって 126 のコミュニケーションの定義が見出されたことを紹介している。そして、これらの多くの定義の違いには、コミュニケーションを見る視点の違いが反映されていると述べている。ここでは、その主な視点を機械論的、心理学的、シンボリック相互作用論的立場から整理した。

2

2. コミュニケーションとは

図 1-1　Schematic diagram of a general communication system.

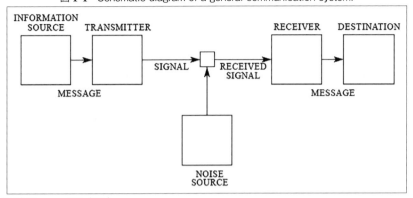

（出所）Shannon, C.E.（1948）

　機械論的視点としては、Shannon and Weaver（1949）の、数学的コミュニケーションモデルがよく知られている。Shannon はベル研究所の電気通信技術者であり、このモデルはラジオや電話といった通信機能を反映するように設計されたものであった。図 1-1 にみられるように一方向性の線形モデルである。このモデルではコミュニケーションを、情報を送受信する手段として見なしている。コミュニケーションの構成要素は、①情報源（知識、感情、意思など）、②メッセージ（伝達される表象記号の集合）、③送信者、④シグナル（メッセージを送るための物理的な形態）、⑤チャネル（送信機から受信機に信号を送信するために使われる媒体）、⑥受信者、⑦ノイズ（送り手から受け手までの間に生じうる妨害）からなると考えた。同様の視点から、心理学者の Hovland（1953）は、コミュニケーションメッセージ伝達の結果として起こる個人の態度変容について主に研究したが、コミュニケーションは、送り手としての個人が、受け手としての他者の行動を変容させるために、刺激（シンボル）を伝達する過程であると定義している。シンボルとは、ある情報を与える印のことであり、言葉や行為、物などが含まれる。Schramm（1954）は、コミュニケーションとは、私達の間に共通性を成立させる、つまり情報、思想、あるいは態度を共有しようとする試みであると定義した。そして人間はこの共通性を持つことで、お互いの意思の疎通が可能になると考えた。

　心理学的視点は末田や福田（2005）によって紹介されているが、ここではそ

第1章　看護におけるコミュニケーション・パラダイムの転換

の概略について述べる。上記の機械論的視点には、人間の行動は刺激（S）に対する反応（R）の連続とする学習理論の影響があるが、心理学的モデルでは、人間の行動は単なる刺激への反応ではなく、刺激をどのように選択し、どのように反応しているかが課題であると述べている。刺激（S）と、刺激を選択する主体（O）、主体の反応（R）、反応の結果（C）を含めてコミュニケーションを検討する必要があるとして、主体（O）の概念フィルターの重要性が注目されている。概念フィルターとは、個々の人間の内的な状態であり、態度、信念、動機、気力、イメージなどが含まれるとされる。心理学的人間が外から受けるコミュニケーション行動の機能は、情動的な共感、さらには相手の行動の制御をも幅広く含んでおり、たんに情報の伝達にとどまらないと考えられた。心理学的視点では、メッセージの送り手だけでなく、メッセージを刺激として選択する受け手にも焦点があてられている。

　コミュニケーション研究のもう一つの大きな流れとして、象徴的相互作用論的視点がある。社会哲学者である Mead（1934）は、人間は他者との相互作用的な関係を通じて始めて自己を認識できるとして、シンボルの交換によって人間関係が成立すると考えた。Wood（2004）は、コミュニケーションは、シンボルを介した人間の相互作用の中で、意味が創られ、反映されるダイナミックでシステマティックなプロセスであると定義し、シンボルを介して意味を共有するプロセスを重視した。また Rogers（1986）は、コミュニケーションとは、相互理解のために参画者がお互いに情報をつくり分かち合う過程であると定義し、コミュニケーションは線形モデルでは捉えることができないとして、相互理解の収束過程をモデル化した。そして、一般には完全な相互理解は必要ではなく、ある程度の相互理解が達成されれば十分である考えた。このように象徴的相互作用論の立場からは、コミュニケーションの相互作用を通してどのようにシンボルの意味が共有されているかといったコミュニケーションのプロセスに焦点が当てられている。

　手すりにつかまりながらゆっくりゆっくり階段を上っている高齢者に、看護師が「大丈夫ですか」と声をかけると、「ええ、なんとかね…」と返事が返ってきたとする。「何とかね」というメッセージが、「大丈夫。何とか上れます」という意味で理解されるか、「何とか頑張ってここまで上ってきたけどとても辛

2. コミュニケーションとは

い」と理解されるかは、そのメッセージの受け手である看護師のこれまでの生活体験や看護体験、送り手である高齢者との関係性によっても異なる。また、「何とかね」という高齢者のメッセージ自体が、「大丈夫ですか」という看護師の声かけを高齢者が儀礼的な声かけと受け取ったか、自分への配慮と受け取ったかという高齢者の認知のあり方や、看護師の役割についての高齢者の考え方にも影響されているかもしれない。このように、シンボルを介しての意味の共有は、送り手と受け手という其々の人間存在のありようや、両者の関係性を踏まえ、コミュニケーションが行われている場や社会的文脈の中で意味が共有されるプロセスを捉える必要がある。

2.2 コミュニケーションの種類

　私達はお互いの意思の疎通のためにどのようなシンボルを用いているのだろうか。末田（2005）はコミュニケーションの要素を、言語メッセージと非言語メッセージに大別している。私たちは身体の状態を他者に伝えるためには、「めまいがして吐き気がする」という言語メッセージとともに、他者から「気分が悪そうですね」と尋ねられるような、「苦痛の表情」といった非言語メッセージを用いて、自分の身体の状態を他者と共有するのである。

　日本には「目は口ほどにものを言う」ということわざがある。何もしゃべらなくてもその人の感情が目に現れるということである。西川（2005）は、Birdwistell（1970）が、「会話や相互作用における社会的意味のうち、ことばによって伝えられるメッセージは全体の35%にすぎない」として、表情、動作、相手との間の取りかた、姿勢や歩行などの非言語メッセージの重要性を指摘したことを紹介している。看護においても、Aguilera（1967）は、看護師と患者の関係は、主に言語と非言語コミュニケーションによって構築されるとして、非言語コミュニケーションに着目した。Almeida and Ciosak（2013）は、医療チームは、真のコミュニケーションのためには言語だけでなく、笑顔、視線の合わせ方、注意深く聴くといった非言語的コミュニケーションの解釈にも注意を払う必要があると述べている。

　言語メッセージには、言語音声メッセージ（話し言葉）と言語非音声メッセージ（書き言葉、手話）がある。非言語メッセージには、繰り返し、否認、

5

第1章　看護におけるコミュニケーション・パラダイムの転換

代用、強調、調整といった用途がある。非言語メッセージは、非言語音声メッセージと非言語非音声メッセージに大別される。非言語音声メッセージには音調があり、非言語非音声メッセージとしては、外見的特徴、身体接触、身体動作、匂い・香り、空間（対人距離等）、時間が含まれる。私たちのコミュニケーションは上記のように、言語だけでなく多くの非言語メッセージを用いて展開されている。非言語メッセージの詳細については第5章で記述する。

3. 医療・看護領域で使用されている コミュニケーションの視点と定義

　私たちは要介護施設入所高齢者の発語時間の実態調査により、高齢者の発語は1日に平均4分と極めて少ないことを見出した（Fukaya. et al. 2004）。施設入所高齢者のこのようなコミュニケーションの現状が何故生じているのかを探るためには、医療・看護領域においてこれまでコミュニケーションがどのように捉えられ、職務の中にどのように位置づけられてきたのかを考える必要がある。2.1で述べたように、コミュニケーションには学問的背景の違いから多様な定義が存在する。では、医療・看護領域のコミュニケーションに関してはどのような視点から研究が行われてきたのだろうか。

　「医療」「看護」「コミュニケーション」をキーワードにEBSCOhostで検索した結果、研究論文の中に使用されているコミュニケーションの主な用語としては、近年推奨されているPerson or Patient-Centered Communication（人間・患者中心コミュニケーション）をはじめ、看護において伝統的に用いられてきたTherapeutic Communication（治療的コミュニケーション）、主に公衆衛生で使用されるHealth Communication（健康コミュニケーション）、そのほかにClinical or Medical Communication（臨床・医療コミュニケーション）、Nursing Communication（看護コミュニケーション）などがみられた。医療、看護におけるコミュニケーションにおいて、これらの用語がどのように定義され、どのような視点から研究されてきたのか、またこれらの多様なコミュニケーション用語間にどのような繋がりがあるのかについて考えてみたい。

6

3. 医療・看護領域で使用されているコミュニケーションの視点と定義

3.1 Person (Patient)-Centered Communication： 人間（患者）中心コミュニケーション

Person (Patient)-Centered Communication は、Person (Patient)-Centered Care に基づくコミュニケーションであり、文献によっては同義語として用いられている。Person-Centered Care は、医療専門職が疾病を優先して医療に関わる意思決定を行い、それに基づいた医療指導に患者が従うといった、患者を医療的介入の受け手とみなしてきたこれまでの医療中心主義（Medical-Centered Care）に対する反省として、近年注目をあびている。Person-Centered Care の類似語として、患者や家族を医療におけるパートナーとしてとらえる Person & Family Centered Care（P&FCC）がある。

Person-Centered Care は、欧米を中心とした様々な国の保健・医療行政機関において定義がなされている。英国の保健省：Department of Health：DH (2001) は、高齢者のための国家的サービスフレームワークの中で、Person-Centered Care の目的を、「高齢者が確実に個人として対応され、健康状態や社会サービスの境界にかかわらず、個人としてのニーズが満たされるように、適切でタイムリーなケアを受けられるようにする。」と記述している。そして Person-Centered Care に関わる専門家に求められるものとして、「①高齢者の話を聴く、②高齢者の尊厳とプライバシーの尊重、③個人の文化的、宗教的な違いを踏まえた個別のニーズの把握、④個人のニーズとケアに関わるすべて決定に対する高齢者の選択、⑤調整、統合されたサービス提供、⑥必要に応じた家族の参加と家族への支援」の6項目をあげている。米国では医学研究所（IOM）(2001) が、質の高い医療として掲げた6つの要素の1つに、よりよい医療モデルとして患者中心医療を挙げている。そして、Patient-Centered Care を、「個々の患者の好み、ニーズ、価値観に敬意を持って対応し、全ての臨床的決定が患者の価値観によって導かれるようにするケア」として定義した。

ただし、Barnsteiner (2014) は、Person & Family Centered Care は、患者・家族への様々な個別のアプローチと同一視されるべきではなく、患者・家族とヘルスケア提供者間のパートナーシップを強化する哲学であり、その文化を記述する用語であると述べている。Sherwood (2014) も、Person Centered Care は、ヘルスケア提供者、患者、家族によってつくりあげられている組織の、価値観、

7

第1章　看護におけるコミュニケーション・パラダイムの転換

施策、文化の変化を促す長期的な取り組みに関わる哲学であるとして、個別の活動の集合体ではないとした。そしてその取り組みには、ケア提供者や患者・家族に対しての Person Centered Care または Person & Family Centered Care の文化についての教育、ケア提供者のリーダーシップスキルの開発、ケア提供者間の調整、患者に対する医療への積極的なかかわり方についての教育が必要であると述べている。しかし、Patient-Centered Care は理念が先行し、その理念に必要な具体的な要素とは何かが不明瞭であるという指摘もなされている（Kitson 2012）。

　このように Patient-Centered Care は、高齢者や患者を尊厳のある一人の人間として認め、ケア提供の中心に高齢者や患者を位置づけ、彼らの意思決定を尊重したケアであることを保証するためのケアの基準として考えられている。また、その基準の達成に向けての組織の総合的な取り組みの姿勢とも言えるであろう。ただし、ここで Patient-Centered Care の目的を確認しておきたい。IOMの定義によれば、患者の価値観を重視して導かれるのは「全ての臨床的決定」である。

　Patient-Centered Communication の研究は、Patient-Centered Care の理念に基づいたコミュニケーション研究である。では、Patient-Centered Communicationとはどのような要素を包含したコミュニケーションであろうか。Epsteina ら（2005）は、Patient-Centered Communication の操作的定義として、①患者の視点、関心、考え、期待、ニーズ、感情を理解し、喚起すること。②患者を彼らの独自の心理社会的状況の中で理解すること。③患者の価値観に基づいて患者の問題とその治療についての共通理解に達すること。④患者が望む程度の選択の中で、力と責任をわかちあうことを支援することの4点を挙げている。これらの要素は、前述した英国保健省による Person-Centered Care に関わる専門家に求められる6つの要素に類似したものである。また Barnsteiner（2014）は、P&FCC に含まれる要素の一つにコミュニケーションを位置づけており、「情報、コミュニケーション、教育」と「情緒的サポート」の2点を挙げている。「情報、コミュニケーション、教育」の内容としては、①人々の望みに応じた個別的な説明やプレゼンテーション、②人々の読み書き能力のレベルに配慮し、彼らが了解できる方法での情報提供とコミュニケーションの保証とした。「情

3. 医療・看護領域で使用されているコミュニケーションの視点と定義

緒的サポート」の内容は、①患者や家族の不安や悩みの明確化とアセスメント、②潜在する不安や悩みへの配慮とした。

このように、Patient-Centered Communication に含まれる要素は、Patient-Centered Care の理念を具現化したものであり、臨床場面における患者の問題や関心の引き出し方、病気に対する患者の視点の理解、共感の表現を示すためのコミュニケーションスキルの検討などが重要な特徴となっている（AHRQ 2015, Mead 2000）。看護においては、McCabe（2003）は、Patient-Centered Communication を、看護の基本的な要素であり、良い看護師-患者関係の発展を促し、結果として質の高いケアを提供するものと述べている。このような観点から、思いやりや尊厳といったケアの質に視点をあてた研究が近年始められている（Dewar 2013, Zahran 2016）。

以上を概観すると、Patient-Centered Care は、これまでの医療中心主義を脱して、患者・クライアントの個々のニーズの充足に向けた、患者やクライアントの意思決定を尊重した質の高い医療やケアを目指していることがわかる。しかし、彼らの参加が促されるのは全ての臨床的決定とされており、健康問題や課題の解決を目的としたケアのあり方と考えられている。Patient-Centered Communication は、その目的を達成するための手段として位置づけられているために、患者や家族の健康問題や関心の引き出し、医療者と患者・家族との信頼関係の構築、患者や家族の意思決定の尊重、思いやりや尊厳への配慮等が重視されていることがわかる。

3.2 Therapeutic Communication：治療的コミュニケーション

看護師－患者間のコミュニケーションの研究の中には、Therapeutic Communication に焦点をあてたものも多い。Therapeutic Communication は、辞書によると、「看護師が意識的にクライアントに影響を及ぼしたり、または言語や非言語的なコミュニケーションを用いてクライアントのより良い理解を助けたりするプロセスである」と定義されている（Mosby's 2009）。また Servellen（1997）は、「Therapeutic Communication」は、ストレス、不安、恐怖、または苦痛をもたらすような個人の感情的な経験が最大限に克服できるような手助けをするための、言語と非言語メッセージを使った対人交流である。またそれは、

9

第1章　看護におけるコミュニケーション・パラダイムの転換

支持の表明、情報の提供、フィードバック、誤解の修正、希望を提供するコミュニケーションでもある。」と定義している。このように、Therapeutic Communication は看護師によるコミュニケーションとして考えられている。ここで使用されている「Therapeutic」という用語には、一般的に使用される「治療的な」という意味だけでなく、「癒す力のある」「健康回復に効果的な」という意味が包含される。ではなぜ、看護師によるコミュニケーションに「Therapeutic」が用いられるようになったのだろうか。

　嘗て、Peplaw（1952）は、「看護とは、看護師と患者間の相互作用による段階的・継続的な人間関係のプロセスである」として、人間関係に注目した。ただしその人間関係のあり方は、看護師－医師関係、友人関係、仲間関係とは異なり、治療的看護師と患者との関係であることが必要とした。ここで「治療的であること」を、患者への働きかけが長期的にみて有効になることを目指すことと述べている。そしてこの関係には、方向づけ（導入）、同一化（共に立ち向かう）、開拓利用（患者が周りの人を自分のために活用する）、問題解決（自立的に問題を解決していく）の4段階があるとした。Moore and Kuipers（1992）も、医療スタッフと患者関係の性質は、それが治療的なものであるという定義によって、患者と親族との関係とは異なると述べている。

　このように専門職としての看護師と患者との関係は、一般的な人間と人間の関係ではなく、看護ニーズの充足や健康問題の解決を目的とした治療的な関わりであることが重要として考えられ、以降の看護の世界に幅広く浸透した。

　このような考えに基づいた Therapeutic Communication は、単に情報伝達の手段としてだけでなく、患者の理解、受容、癒しまで含めた幅広い概念として使用されている。そのため、Therapeutic Communication の技術には、積極的傾聴、探索的質問、共感・希望・感情の共有、タッチの使用、情報の提供、会話の焦点化、自己開示などが含まれる（Sherko 2013）。

　このような観点から、Therapeutic Communication に関する研究には、看護師や看護学生の共感、傾聴、探索、癒しなどの能力を高めるためのトレーニングに焦点があてられたものや（Webster 2013, Tan 2009, Leef 2013）、看護実践における Therapeutic Communication 技術に関する調査などがみられる（Almeid 2013）。またこれらの研究の多くは上記の Person-Centered Care と関連づけて

10

3. 医療・看護領域で使用されているコミュニケーションの視点と定義

行われている。

　以上より、Therapeutic Communication は、看護師によるコミュニケーションに焦点があてられているが、患者や家族のニーズの引き出し、人間理解、受容、個々の健康問題や課題の解決、癒しの提供といった目的を達成する手段として考えられており、Person-Centered Communication と重複する点も多い。

3.3　Health Communication：健康コミュニケーション

　Health Communication は、米国疾病予防研究センター(CDC)によって「健康を増進するための情報や個人の意思決定に影響を及ぼすコミュニケーション戦略の研究と利用」と定義されている（CDC 2017）。Parrott（2004）は，コミュニケーション領域において、健康コミュニケーションに関心が寄せられるようになったのは過去 20 年であるとして、健康コミュニケーションに関連する文献レビューを行った。その結果、健康コミュニケーションに関する研究の多くは、患者への病名の伝え方といった医師と患者の関係性や、公衆衛生やリスクコミュニケーション（インフルエンザパンデミックのための世界的取り組み等）、予防活動プログラムの評価に焦点が当てられていると述べている。アメリカ合衆国保健福祉省（U.S. Department of Health and Human Services Centers）は、Healthy People 2010 の中で、健康コミュニケーションを、「個人や地域の健康を増進するための意思決定に影響し、情報を提供するためのコミュニケーション方略の研究および使用を包含する」と位置づけた。その主な内容には、「(1) 健康の専門家と患者との関係 (2) 個人への健康情報の提供、検索および使用 (3) 健康指導と順守 (4) 公衆衛生メッセージとキャンペーンの構築 (5) 個人および公衆の健康リスク情報の普及 (6) マスコミや文化における健康のイメージ (7) 公衆衛生・医療システムへのアクセス方法に関する利用者教育 (8) テレヘルスアプリケーション」が含まれた。その後 Healthy People 2020 においては、健康コミュニケーションの目標は、「健康コミュニケーションの方略と健康情報テクノロジーを使用して、人々の健康についての成果と健康管理の質を改善し、健康の公平性を達成する。」とされ、その成果について記述された。

　このように健康コミュニケーションは、特に公衆衛生に重点がおかれ、健康問題や課題の解決に向けたコミュニケーションとして位置づけられている。

11

第1章　看護におけるコミュニケーション・パラダイムの転換

3.4　Clinical Communication：臨床コミュニケーションまたは Medical Communication：医療コミュニケーション

　Clinical Communication は、Salmon and Bridget（2011）によってさまざまな患者ケアにとっての手段であり、それ自体で治療を代表することができる。」と定義されている。多くの文献では明確な定義がされないままに「Clinical Communication」が使用されているが、患者が医師に何を望むかといった医師－患者関係のあり方や（Salmon and Bridget 2011, Atwa 2016）、医療者間のコミュニケーションのあり方（Woods 2008, Parker 2000）といった医療者のコミュニケーションに焦点があてられている。日本では、池田（2017）が、Clinical Communication を「ある具体的な解決を目的として行われる対人コミュニケーションのこと」と定義し、典型例として医療現場における医療者と患者の間でみられる相互作用をとりあげた。またその対象を医師－患者間のコミュニケーションに限定せず、医療者－患者間のコミュニケーションと拡大して捉えた。

　Clinical Communication の研究に関しては、医療現場における効果的なコミュニケーションは、患者のケアの質と安全性の確保の点から重要と考えられ、コミュニケーションスキルの開発に視点をおいたものが多い（Sandridge 2016, Wong 2017）。

　Medical Communication も、Clinical Communication と同様に明確に定義されずに使用されている文献が多いが、内容的には臨床コミュニケーションと同義語として使用されている（Cegala 1998）。

　以上、これらの Medical または Clinical Communication は、主に医療者に視点をあてたものであり、医療現場における何らかの問題解決やよりよい医療やケアのための手段として考えられている。

3.5　Nursing Communication：看護コミュニケーション

　看護文献においては「Nursing Communication」や「Communication in Nursing」という用語が度々使用されている。これまで看護領域ではコミュニケーションはどのように定義され、使用されてきたのだろうか。

　Renz and Carrington（2016）は、コミュニケーションは情報や考えを伝えるた

めに効果的に言葉を使う技術やアートであると定義した。また Gilbert and Hayes（2009）は、対人コミュニケーションは、少なくとも、ある人から別の人へのシグナルの伝達であると述べている。Kourkouta and Papathanasiou（2014）は、コミュニケーションを、スピーチやその他の手段を使って人々の間で情報、思考、感情の交換をすることと定義している。このように看護文献においては、古典的な Shannon（1949）の情報の伝達を重視した送信者・受信者モデルが主に使用されている。Fleischer. et al.（2009）も、看護師と患者間の相互作用とコミュニケーションに関する文献レビューを通して、コミュニケーションがどのように定義されているかを記述した。結果として、看護文献ではコミュニケーションの明確な理論的定義は避けられ、むしろ暗黙的に使用されている。モデルが使用される場合は、シンボリック相互作用モデルや古典的な送信者・受信者モデルが多く使われていたと述べている。

　このように多くの看護文献において、コミュニケーションという用語が暗黙的に使用されてきたのは、それが自明なものであり定義が必要な用語とはみなされなかったためであろう。その中で敢えて送信者・受信者モデルの定義を使用した論文の中には、実際にはこのモデルの概念を越えた事象が検討されているものもみられた。定義と実際の使用になぜこのような乖離が生じるのであろうか。Sheppard（1993）は、看護師と患者との関係におけるコミュニケーションは、情報伝達だけでなく、感情を伝えたり、その感情を認識したり、その感情を認識したことを相手に伝えることも含まれると述べているが、この考えには多くの看護師が同意を示すであろう。定義と実際に使用されている概念に矛盾がみられる文献においては、コミュニケーションの定義は実質的な意味はもたず、体裁をととのえるために置かれたものであり、実際に使用されているのは看護師が体験的に習得したコミュニケーション概念であるように思われた。

　コミュニケーションとはいったい何かについては、前述した定義にみられるように様々な視点からの捉えかたがある。分析の視点によって、その現象から取り出される意味は異なってくる。したがってコミュニケーションの分析においては、刺激による結果をみたいのか、刺激がどのように認知されているのかをみたいのか、どのように意味が共有されているのかをみたいのかなど、コミュニケーションの何について明らかにしたいのかに応じて、どのような分析

第1章　看護におけるコミュニケーション・パラダイムの転換

の視点を選択すればよいかを考える必要がある。

　以上、「Nursing Communication」や「Communication in Nursing」に関する明確な定義は存在しなかった。看護という特定の領域で必要とされるコミュニケーションを意味するものとして、一般的なコミュニケーションとは区別して使用されているようだが、看護領域におけるコミュニケーションがどのような特質を備えたコミュニケーションであるのかについては、これまで明らかにされていない。

3.6　医療・看護領域におけるコミュニケーション研究の視点のまとめ

　医療・看護領域におけるコミュニケーション研究を概観すると、図1-2に示すように、Patient-centered Communication、Health Communication、Therapeutic Communicationといったこれまでのコミュニケーション研究の多くは、**患者や利用者の何らかの医療ニーズや看護ニーズ**に焦点が当てられ、コミュニケーションはこれらの健康問題や課題の解決、またはニーズを充足するための**手段**として位置づけられてきた。そのために、健康問題や課題の解決、医師－患者・利用者、看護師－患者・利用者の信頼関係の構築、患者・利用者の医療参加への促しなどに関するコミュニケーションの方略が検討され、そのアウトカムが評価されてきた。

　健康問題や課題の解決を目的としたこれらのコミュニケーションは、疾病や障害をもつ急性期や慢性期にある問題解決力を持った患者・利用者、または疾病予防や健康増進を必要とする問題解決力を持った患者・利用者への対応として、非常に重要である。しかし遊びを通して成長・発達する小児患者、長期の

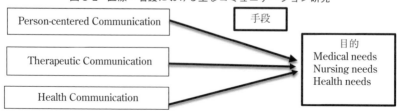

図1-2　医療・看護における主なコミュニケーション研究

14

施設生活を送る高齢者、終末期にある人々に対してのコミュニケーションのあり方にとっては、医療専門職者がとらえている健康問題や課題、または看護ニーズは、医療的側面に偏りすぎていないだろうか。医療専門職者、特に看護師に必要とされるコミュニケーションとは何かについて、より深められる必要がある。

4. 看護に必要とされるコミュニケーション・パラダイムの転換

　Sheldon ら（2006）は、看護師と患者間のコミュニケーションは日常的な看護実践の重要な側面であり、看護師－患者関係の基礎となるものであると述べている。このように看護においては、看護師と患者との間のコミュニケーションの重要性は広く認知され、今日では自明のこととして受け止められている。では、その重要性はどのような観点から捉えられてきたかを振り返ってみよう。

4.1　看護におけるコミュニケーションの伝統的な位置づけ

　看護にとってのコミュニケーションの重要性に関する記述は、フローレンス・ナイチンゲールに始まる。彼女は看護覚え書（1860）の中で医療者から患者への安易な励ましやアドバイスを諌め、看護師が患者の観察を的確に行うためのコミュニケーションの在り方について言及している。Travelbee（1971）は、コミュニケーションを、思考と感情を共有し、あるいは伝達するプロセスであるが、相互的なプロセスでもあるとして、コミュニケーションを相互作用の視点から捉えた。ただし、コミュニケーションはそれ自体が目的ではなく、目的に対する手段、すなわち看護目的の遂行のためのプロセスであると考え、この相互作用で達成すべき目標は、(1) 人を知ること、(2) 病人の看護上のニーズを確かめ満足させること、(3) 看護の目的を遂行することだと述べている。また Kasch and Lisnec（1984）は、看護介入の戦略的な方法としてコミュニケーションがあると述べている。

　このように看護における言語的・非言語的コミュニケーションは、対象の理解、看護ニーズ、ニーズの充足といった看護目的を達成するための、看護師と

第1章　看護におけるコミュニケーション・パラダイムの転換

患者の人間関係の構築に必要なものであり、目的を遂行するための手段として考えられてきた。しかし看護の目的とは一体何か、看護ニーズとは一体何かについての普遍的な定義を看護領域では共有できているのだろうか。

4.2　看護の目的とは

　ヘンダーソン（1960）は、看護を機能の側面から次のように定義した。「看護師の独自の機能は、病人であれ健康人であれ各人が、健康あるいは健康の回復（あるいは平和な死に）に資するような行動をするのを助けることである。後略」。また国際看護師協会：International Council of Nurses（ICN）（2002）は、「看護は、すべての年齢、家族、グループ、地域社会、病気または健康、およびあらゆる状況の個人に対する、自律的および共同的ケアを包含する。看護には、健康の促進、病気の予防、病気の人、身体障害のある人、死ぬ人のケアが含まれる。後略」と定義している。これらの定義はいずれも看護の機能に着目したものであるが、看護の目的は、健康の促進、病気の予防、健康の回復、平和な死とみなされていることがわかる。

4.3　医療ニーズ、看護ニーズの基礎となる健康観

　看護が目的とする「健康」について、World Health Organization：WHO（1948）は「健康とは、病気でないとか、弱っていないということではなく、肉体的にも、精神的にも、そして社会的にも、すべてが満たされた状態にあることをいう。」と定義している。では、医療者や看護師が捉えている医療ニーズや看護ニーズはこの健康観に基づいているのだろうか。

　前述した様々な医療・看護領域のコミュニケーションの目的からみてみると、Person-Centered Care の目的は全ての臨床的決定への患者参加とされ、Therapeutic Communication の目的は心理的問題の解決や癒しといったように、その目的には疾病や障害の治療や予防といった狭義の健康観がまだ重視されており、精神的、社会的にも良好な状態を包含しきれていないように思われる。次に、看護ニーズの基礎にはどのような健康観があるかをみてみよう。前述したヘンダーソン（1960）は、「看護ニーズ」を看護ケアの構成要素として考え、身体的ニーズから成長発達まで含めた14項目の基本的ニーズを挙げている。

16

4. 看護に必要とされるコミュニケーション・パラダイムの転換

この基本的ニーズの一つに、「他者とコミュニケーションを持ち、情動、ニーズ、恐怖、意見などを表出する」としてコミュニケーションが位置づけられている。しかしここで述べられている他者とのコミュニケーションのニーズは、文脈から考えると健康問題（医療問題）に関連した情動やニーズの表出のためのコミュニケーションとして限定的に捉えられているように思われる。

4.4　看護コミュニケーションの実態から求められる
　　　　ケアとしてのコミュニケーション

　しかし、看護にとって必要とされるコミュニケーションはこれまでの捉えかたで十分であろうか。第3章ならびに第4章にて詳述するが、私たちはこれまでに様々な高齢者施設における看護師と高齢者のコミュニケーションに関する研究を実施してきた（Fukaya.et al. 2004, 2009, 2016）。その結果、高齢者の発語時間の平均は1日に4分と極めて少ないことを見出した。その背景に、看護師と高齢者間のコミュニケーションには2種類があり、一つは高齢者への行動の促しや身体状況の把握といった看護師の業務に関連するコミュニケーション（以下、タイプⅠコミュニケーションと略す）で、このタイプのコミュニケーション全体の約80％を占めていることにあった。タイプⅠコミュニケーションは、看護師にとっての業務の遂行が優先されるために、コミュニケーションが看護師によってコントロールされ、高齢者の発語が抑制されることがわかった。他方のタイプは、私たちが日々の生活の中で行っている日常会話である生活世界コミュニケーション（以下、タイプⅡコミュニケーションと略す）で、このタイプは20％にすぎなかったが、高齢者の発語がタイプⅠより多く産生された。このようなコミュニケーションの実態から、看護師がコミュニケーションにおいて何を重視しているのかを考えてみよう。

　Maslow（1954）は、人間の欲求を、身体を正常な状態に保ちたいという生理的ニーズ、物理的・精神的な安全や安心へのニーズ、所属や愛へのニーズ、尊重や尊敬へのニーズ、自己実現へのニーズの6つの階層から捉えている（図1-3）。高齢者施設の看護師のコミュニケーションの約80％を占めるタイプⅠコミュニケーションは、これらのニーズのうち、身体を正常な状態に保ちたいという生理的ニーズ、物理的・精神的な安全や安心へのニーズに対応するものであった。そ

17

第1章　看護におけるコミュニケーション・パラダイムの転換

図 1-3　マズローの欲求階層説とコミュニケーション

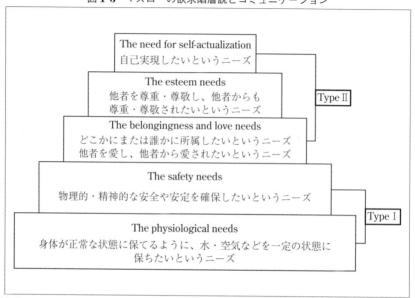

（出所）Maslow, A.（1954）Motivation and Personarity

して、所属や自己実現といったより高次のニーズに該当するタイプⅡコミュニケーションは約20％にすぎなかった。看護師が日常の看護ケアを通して重視しているものは、生命の保持、疾病や障害の回復といった身体的・精神的健康に向けた生活支援であることがわかった。

　以上、医療・看護コミュニケーションの目的と、看護コミュニケーションの現状から考えると、これまでの医療・看護コミュニケーションの関心は、医学モデルに基づいた生理的ニーズや安全のニーズといった狭義の健康観に偏りすぎていたのではないだろうか。看護にとってのコミュニケーションの目的は、このような医学モデルから脱皮し、一人の人間を全人的に捉え、生理的ニーズや安全のニーズだけでなく、所属や愛、尊重や尊敬、自己実現といった社会的存在である人間の様々なニーズが充足でき、精神的、社会的に良好な状態が保持できるようなコミュニケーションへと転換することが重要と考える。

　昨日、誰と何についてどの位話したかを正確に思い出せる人は少ないと思う。私たちは翌日になれば忘れてしまうような、取るに足らない様々な日常会

話を日々展開している。日常会話は決して健康関連の話題に限定されたもので
はない。しかしこれらの日常会話を通して、私たちは親として、子供として、
友人としての自分の社会的存在の意味を確認し、多様な情動を経験し、こころ
の豊かさや精神の安定を保持している。コミュニケーションは確かに伝達のた
めの手段としての機能を持つ。しかしコミュニケーションが人間にとってどの
ような意味を有しているのかを考えると、コミュニケーションは看護目的を達
成するための手段にとどまらず、看護によって満たされなければならない人間
の重要なニーズでもある。特に、日常生活の様々な遊びを通して成長・発達が
促される小児、施設を終の棲家として暮らしている高齢者、人生の最後の日々
を過ごしている終末期の人々への、医療専門職者、特に看護師のコミュニケー
ションは、人々のコミュニケーションニーズを充足するケアとして位置づける
必要がある。看護師にとって、コミュニケーションは患者・利用者の様々な看
護ニーズを充足するための手段でもあるが、ケアとしてのコミュニケーション
のありかたを考えることも重要である。

【引用文献】

Agency for Healthcare Research and Quality（AHRQ）．（2015）Training to Advance Physicians' Communication Skills,（Retrieved September 10, 2017,
https://www.ahrq.gov/cahps/quality-improvement/improvement-guide/6-strategies-for-improving/communication/strategy6gtraining.html#6g,2015）．

Aguilera, D.C.（1967）Relationship between physical contact and verbal interaction between nurses and patients, *Journal of Psychosocial Nursing and Mental Health Services*, 5, 5-21

Almeida, R. T. and Ciosak, S.I.（2013）Communication between the elderly person and the family Health Team: is there integrality?, *Rev Lat Am Enfermagem,* 21（4），884-890.

Atwa, H. and Asmaa, A. N.（2016）Physicians' Self-assessment in Intercultural Clinical Communication in Jeddah, Saudi Arabia: A Pilot Study, *Education in Medicine Journal*, 8（2），15-26.

Barnsteiner, J., Disch, J., Walton, M., et al., ed.（2014）*Person and Family Centered Care, Overview and History of Person-and Family-Centered Care*, In sigma Thera Tau International.USA.

第 1 章　看護におけるコミュニケーション・パラダイムの転換

Birdwistell R. L.（1970）Kinesics and Context: Essays on body motion communication. *University of Pennsylvania Press.*（Benjamin,J.B.1986. 西川一廉訳 1990）.

Bridges, J. and Alison, F.（2014）Creating learning environments for compassionate care （CLECC）: a Program to Promote Compassionate Care by Health and Social Care Teams, *Older People Nursing,* 10（1）, 48-58.

Bridges, J., Flatley M. and Meyer, J.（2010）, Older people's and relatives' experiences in acute care settings: systematic review and synthesis of qualitative studies, *Int J Nurs Study,* 47（1）, 89-107.

Cegala, D. J.（1998）The development and partial assessment of the medical communication competence scale, *Health Communication,* 10（3）, 261-288.

Center for Disease Control and Prevention（CDC）.（2017）What is Health Communications? （Retrieved September 10, 2017,

　https://www.cdc.gov/healthcommunication/healthbasics/whatishc.html）.

Deperment of Health（DH）（2001）National Service Framework for Older People, Standard two: *Person-Centered Care,* 23-40.

Dewar, B. and Mike, N.（2013）, Caring about Caring: Developing a model to implement compassionate relationship centered care in an older people care setting, *International Journal of Nursing Sturdies,* 50（9）, 1247-1258.

Epsteina, R. M., Peter, F., Fiscella, K., et al.（2005）Measuring patient-centered communication in Patient-Physician consultations: Theoretical and practical issues, *Social Science & Medicine,* 61（7）, 1516-1528.

Fleischer, S., Berg, A., Zimmermann, M., Wüste, K., Behrens, J.（2009）Nurse-patient interaction and communication: A systematic literature review, *Journal of Public Health,* 17, 339-353

Fukaya,Y., Suzuki,K., Shitita,K.（2004）Predictors and correlates of the frequency and the Length of Verbal communications between nursing staff and elderly residents in geriatric care facilities, *Japan Journal of Nursing Science,* 1, 107-115.

Fukaya,Y., Koyama,S., Kimura,Y., Kitamura,T.（2009）Education to promote verbal communication by caregivers in geriatric care facilities, *Japan Journal of Nursing Science,* 6,91-103.

引用文献

Fukaya, Y., Kitamura, T., Koyama, S., Yamakuma, K., Sato, S. (2016) Analysis of utterances by older persons in 'life-worldly' communication with caregivers in Japan, *Journal of Nursing and Care*, 5 (5).
https://www.omicsgroup.org/journals/analysis-of-utterances-by-older-persons-in-39lifeworldly39-communication-with-caregivers-in-japan-2167-1168-1000367.pdf

Gilbert, D. A., and Hayes, E. (2009) Communication and outcomes of visits between older patients and nurse, *Practitioners Nursing Research*. 58 (4), 283-293.

Henderson, V. (1960) Basic Principles of Nursing Care, International Council of Nurses Printed, Switzerland, (= 2014, 湯槇ます・小玉香津子訳, 看護の基本となるもの, 第9版, 日本看護協会出版会).

Hovland, C. l. (1953) Social Communication, In B.Berelson & M.Janovitz.(Eds). *Reader in public opinion and communication*. The Free Press of Glencoe.

池田光穂 (2017)「ヘルスコミュニケーション」, (2017年9月10日取得
http://www.cscd.osaka-u.ac.jp/user/rosaldo/990414repr.html).

Institute of Medicine. (2001) Crossing the Quality Chasm: A New Health System for the 21st Century, *Committee on Quality of Health Care in America*, Washington (DC): National Academies Press, (Retrieved September 9, 2017,
http://www.nationalacademies.org/hmd/~/media/Files/Report%20Files/2001/Crossing-the-Quality-Chasm/Quality%20Chasm%202001%20%20report%20brief.pdf).

International Council of Nurses (ICN), 2017, "Definition of Nursing," (Retrieved September 9, 2017, http://www.icn.ch/who-we-are/icn-definition-of-nursing/).

Kasch, C. R., Lisnek, P. M. (1984) Role of strategic communication in nursing theory and research, Advance Nursing Science, 7 (1), 56-71.

Kitson, A., A Marshall, A., B Katherine, B., and Z Kathryn, Z. (2012) What are the core elements of patient-centred care? A narrative review and synthesis of the literature from health policy, medicine and nursing, *Journal of Advanced Nursing*, 69 (1), 4-15.

Kourkouta, L., Papathanasiou, I. V. (2014) Communication in Nursing Practice, *Mater Sociomed*, 26 (1), 65-67.

Leef, B. L. and Donna H. (2013) The Sensitivity Training Clown Workshop: enhancing

第 1 章　看護におけるコミュニケーション・パラダイムの転換

therapeutic communication skills in nursing students, *Nursing Education Perspective*, 34(4), 260-264.

Maslow, A. (1954) Motivation and Personarity, NewYork: Harper&Row, Publishers.

McCabe, C. (2003) Nurse-patient communication: an exploration of patient's experiences, *Journal of Clinical Nursing*, 13(1), 41-49.

Mead, G. H. (1934) Mind, self, and society, Chicago: University of Chicago Press.（＝ 1973, 稲葉三千男・滝沢正樹・中野修訳『精神・自我・社会』青木書店）.

Mead, N. and Peter, B. (2000) Measuring patient-centeredness: a comparison of three observation-based instruments, *Patient Education and Counseling*, 39(1), 71-80.

Moore, E. and Kuipers, L. (1992) Behavioral correlates of expressed emotion in staff-patient Interactions, *Social Psychiatry and Psychiatric Epidemiology*, 27 (6), 298-303.AD.

Mosby's Medical Dictionary, 9th edition. (2009) Elsevier.（Retrieved September 10, 2017, http://medical-dictionary.thefreedictionary.com/therapeutic + communication

Nightingale, F.(1969), Note of nursing: what it is and what it is not, New York: Dover.（＝ 薄井坦子, 他訳, 2000, 看護覚え書, 現代社）.

西川一廉・小松一裕, 2005, 『コミュニケーションプロセス』二瓶社.

O'Toole, A. W. and Sheila, R. W. eds. (1989) *Peplau's nursing theory*,（＝ 2013, 池田明子 他　訳　「ペプロウ看護論　看護実践における対人関係論」医学書院）.

Parker, J., Enrico, C. (2000) Improving clinical communication: A view from psychology, *Journal of the American Medical Informatics Association*, 7(5), 453-461.

Parrott, R. (2004) Emphasizing communication in health communication, *International Communication Association*, 751-786.

Peplaw, H. E. (1952) *Interperspnal Relations in Nursing*,（＝稲田八重子, 他, 訳, 1973, 人間関係の看護論, 医学書院）.

Rogers, E. M. (1986) Communication technology: The new media in society, New York: Free Press.（＝ 1992, 安田寿明訳『コミュニケーションの科学――マルチメディア社会の基礎理論』共立出版）.

Renz, S. M. and Carrington, J. M. (2016). Nurse-physician communication in long-term care: Literature review. *Journal of Gerontological Nursing*, 42 (9), 30-37. DOI: 10.3928/00989134-20160615-04

Sandridge, T. G. (2016) Using Brochures to Teach Clinical Communication Skills,

引 用 文 献

Radiologic Technology, 88(2), (Retrieved September 10, 2017,
http://web.b.ebscohost.com/ehost/pdfviewer/pdfviewer?vid=8&sid=100a1435-d43d-
4fe8-9b00-b70156b6cbb4%40sessionmgr102).

Salmon, P. and Bridget, Y. (2011) Creativity in clinical communication: from communication skills to skilled communication," *Medical Education*, 45(3): 217-226.

三省堂, 2017, 「大辞林 第三版」, weblio 辞書, (2017 年 9 月 9 日取得,
http://www.weblio.jp/redirect?dictCode=SSDJJ&url=http%3A%2F%2Fwww.sanseido.
biz%2).

Schramm, W. (1954) How communication works, In W. Schramm(Ed), The process and effects of mass communication, University of Illinois Press.

Servellen, V. G. (1997) Communication Skills for the Health Care Professional: Consept and Techniques, Maryland: Jones & Bartlett Learning.

Shannon, C. E. (1948) A Mathematical Theory of Communication, *Reprinted with corrections from The Bell System Technical Journal*, 27: 379-423, 623-656.

Shannon, C. E. and Weaver W. (1949) The mathematic theory of communication, University of Illinois Press. (= 1969, 長谷川淳・井上光洋訳『コミュニケーションの数学的理論——情報理論の基礎』明治図書).

Sheldon, L. K., Roscann, B. and Lee, E. (2006) Difficult Communication in Nursing, *Journal of Nursing Scholarship*, 38(2), 141-147.

Sheppard, M. (1993) Client satisfaction, extended intervention and interpersonal skills in community mental health, *Journal of Advanced Nursing*, 18(2), 246-259.

Sherko, E., Eugjen, S., Erinda, L. (2013) Therapeutic communication, *European Journal of Bioethics*, 4(7), 457-466.

Sherwood, G. S. and Barnsteiner, J. H. eds. (2014) Person and Family Centered Care, Hallmarks of a Culture of Patient-and Family-Centered Care in the Care setting, In sigma Thera Tau International.USA.

末田清子, 福田浩子 (2005) コミュニケーション学, 松柏社.

田村紀雄 (1999) コミュニケーション——理論・教育・社会計画, 柏書房.

Tan, J. X. J. (2009) The use of effective the rapeutic communication skills in nursing practice, *Singapore Nursing Journal*, 36(1), 35-40.

Travelbee, J. (1971) Interpersonal Aspects of Nursing, Edition2, Philadelphia: F.A.Davis Company.

第1章　看護におけるコミュニケーション・パラダイムの転換

U.S. Department of Health and Human Services Centers for Disease Control and Prevention National Center for Health Statistics.（2010）Healthy People 2010 final review,.（Retrieved September 10, 2017,

https://www.cdc.gov/nchs/data/hpdata2010/hp2010_final_review.pdf）.

U.S. Department of Health and Human Services Centers for Disease Control and Prevention National Center for Health Statistics.（2017）Health Communication and Health Information Technology,（Retrieved September 10, 2017,

https://www.healthypeople.gov/2020/topics-objectives/topic/health-communication-and-health-information-technology）.

Webster, D.（2013）Promoting Therapeutic Communication and Patient-Centered Care Using Standardized Patients, *Journal of Nursing Education,* 52(11), 645-648.

Wiener, N.（1948）Cybernetics, The Massachusetts Institute of Technology, The M.I.T. PRESS.（＝ 2011，池原止戈夫・彌永昌吉・室賀三郎・戸田巌訳『サイバネティックス──動物と機械における制御と通信』岩波書店）.

Wong, M. C., Yee, K.C., Turner, P.（2017）Complex Clinical Communication Practices: How Do Information Receivers Assimilate and Act Upon Information for Patient Care?, *Studies In Health Technology And Informatics,* 234, 376-381.

Wood, J. T.（2004）Communication theories in action: An Introduction. 3rd ed. Belmont, CA: Wadsworth. Print.

Woods, D. M., Holl, J. L., Angst, D., et al.（2008）Improving clinical communication and patient safety: clinician-recommended solutions, advances in patient safety: new directions and alternative approaches, 3,（Retrieved September 10, 2017,

https://www.ahrq.gov/downloads/pub/advances2/vol3/advances-woods_78.pdf）.

World Health Organization（WHO）.（1948）What is the WHO definition of health?,

http://www.who.int/suggestions/faq/en/

Zahran, Z., Marcelle T., Holly, H. W., et al.（2016）Systematic review: what interventions improve dignity for older patients in hospital?, *Journal of Clinical Nursing,* 25(3-4), 311-321.

（深谷安子）

第2章　看護コミュニケーション研究の動向

1.　は じ め に

　コミュニケーションは、人間の最も重要な営みの一つである。「自分自身が はりめぐらした意味の網の中にかかっている動物」（ギアーツ 1973 = 1987）と してのわたしたち人間にとって、コミュニケーションは、社会的世界を創出し 維持する働きを通じて、人間の社会性そのものの基盤となっている（Enfield 2013 = 2015）。例えば、コミュニケーションとしての会話は、人々が自己の意 思、知識や感情を伝え合い、自己のアイデンティティを確立し、自律性と主体 性を実現するとともに、人々の間の共感と共同を可能にする。また、会話を通 じて人は、他者への敬意と信頼を醸成することができる。

　コミュニケーションというものを、このように人と人との間の行為のやり取 りの全幅に広がるものと考えると、看護職は、その看護業務の中で、さまざま なコミュニケーションに携わっている。患者への情報提供、問題の評価、看護 上の意思決定と伝達、患者への看護上の説明、身体的ケアの提供、問題解決、 ラポール構築、など、看護専門職の業務のすべてが、患者やその家族、そして 他のスタッフなどとのコミュニケーションを行うなかでなされている。つま り、看護実践は、不可避的に様々な形態のコミュニケーションによって達成さ れているのである（コリンズ他 2007 = 2011）[1]。したがって、医療現場で看護 師の看護実践の適切な遂行は、患者や他の医療従事者とのコミュニケーション をいかに行うかにかかっていることになる。

　良質な看護実践の環境を作り出していくためには、そのコミュニケーション が実際にどのようなものであるのかを知らなければならない、つまり実際のコ ミュニケーションのプロセスを経験的・系統的に分析しなければならない。そ

---

[1] 以下本稿では、看護師 – 患者の間で生じるコミュニケーションを「看護コミュニケーショ ン」とする。

第2章　看護コミュニケーション研究の動向

れによってはじめて、良質のコミュニケーションを促進させる方途にも展望が
開かれるだろう。

　本書第1章では、医療や看護などのヘルスケアの場面におけるコミュニケー
ションの意味と意義について検討し、医療上の健康問題や医療的課題の解決を
目的とするための手段としてのみコミュニケーションが位置づけられる傾向が
あったことを指摘した。さらに、患者は医療モデルの中に位置づけられてきた
ために、社会的存在である一人の人間としての患者と医療者とのコミュニケー
ションのあり方についての研究も十分ではなかったことを示した。

　本章では、第1章で示した知見を背景にして、看護領域におけるコミュニ
ケーションについての研究の概要を振り返り、そこで示された問題点と課題と
を理解することを通じて、看護コミュニケーション研究に求められる方向性を
確認する。

2.　看護コミュニケーション研究の概要

2.1　看護コミュニケーション研究の背景

　欧米の看護研究では、看護職の提供するケアサービスに関して、患者とのコ
ミュニケーションの重要性が早くから認識されてきた。こうした認識に基づく
研究は、1960年代から現れてきたことを確認できる。しかし、なによりも看護
コミュニケーションの重要性の認識は、「患者参加」といった患者中心的理念に
よって後押しされてきた。

　世界のヘルスケアのあらゆる領域で、「患者参加（patient-participation）」、「患
者中心（patient-centered）」「クライアント中心（client-centered）」あるいは「人
格中心（person-centered）」といった概念によって、21世紀のクオリティの高い
ヘルスケアの理念が頻繁に言及されている。そして、様々なヘルスケア場面に
おける高齢者への新たなアプローチにもこうした考え方が広範に広がってい
る。主張のバリエーションが存在するものの、ヘルスサービスの受け手を尊重
することへの志向性を持つこれらの考え方は、患者を受動的、消極的な役割と
考える伝統的な見解に対峙して、医療サービスの利用者をヘルスケアの中心に

2. 看護コミュニケーション研究の概要

位置づけようとする世界的な大きな流れである（McCormack 2004）。それは、同時に、医療・看護サービスの受け手となる人々の、かけがえのない個人としてその自律性と主体性とを強調するものでもある。

このように、ヘルスケアにおいて、患者の自律性や主体性を尊重し、一人ひとりを尊厳を持った人間として扱い、各人のニードに沿ったヘルスケア・サービスを提供することの重要性と必要性が広く認識されてきた（コリンズ他 2011 = 2007）。こうした患者中心のヘルスケアの実現のために、ケア提供者と患者との良質のコミュニケーションの重要性が多くの研究で指摘されてきたのである（Fleischer et al. 2010; Caris-Verhallen 1997; Caris-Verhallen et al. 1999; Hewison 1995; Jones 2003; Rundell 1991; Williams et al. 2005）。

以上に確認したような患者中心主義への世界的動向に至る中で、看護コミュニケーションはどのように研究されてきたのだろうか。

2.2 看護におけるコミュニケーションの特徴

もっとも初期に属する研究の一つである Clark（1985）は、質問紙法による研究により、患者に対して医療サービスを受けた後に行ったサーベイ調査の結果を詳しく報告している。この研究は、患者に対して病院の医療サービスについての満足度について尋ねるものであった。そのなかで、大変興味深い発見は、患者の病院に対する不満の理由の圧倒的多数は、病院での様々な医療サービスそれ自体ではなく、医療従事者とのコミュニケーションについてのものであったことである。そして、コミュニケーションに関する不満は、主として看護スタッフへと向けられていた。

看護実践にとって重要なコミュニケーションの少なさについて、80 年代から、多くの論文で報告されてきた。Armstrong-Esther & Browne（1986）は、看護職と患者への観察調査により、看護師と患者間のコミュニケーションがごく少ないことを報告している。また、52％のケースで看護師は全く相互行為を行っていなかったとされる（Armstrong-Esther & Browne 1989）。同じ著者らによるその後の研究でも、看護師・患者間のやりとりは、看護業務のルーティン以外は大変少ないことが報告されている。看護師は高齢者との社会的相互行為への重要性に頻繁に言及するものの、実際には患者との会話などの相互行為を

27

第2章　看護コミュニケーション研究の動向

行っていなかった（Armstrong-Esther & Browne 1994）。Nolan et al.（1995）は、観察調査に基づいて、看護師は患者とのコミュニケーションの優先順位を高いものと主張するものの、業務の実際においては優先順位は大変低く、社会的スキルの高い患者は他の患者やナースからより多くの相互行為を引き出しており、スタッフは、社会的技能が高い患者とより多く会話をすることを見出した。また、看護師は、意識のはっきりしていない患者に対してより多くベビー・トーク［子供に対するような話しかけ方］を行っていた。

　Salmon（1993）は、それまでの先行研究で示された時間に比べて、より多くの時間が患者とのコミュニケーションに費やされていると報告しているが、それはほとんど身体的ケアに限定されていたという。Armstrong-Esther & Browne（1994）においても、看護師・患者コミュニケーションは、ルーティン業務にかかわるもの以外は大変少ないことが示されている。コミュニケーションの少なさの理由としては、時間のプレッシャーと病棟への責任感がコミュニケーションを阻害しているということを Gibb & O'Brien（1990）の研究が示している。さらに、Hewison（1995）は、看護師は言語的コミュニケーションの中で患者に権力を行使していると示唆する。そして、この権力行使を看護スタッフも患者も通常の状況と認識して受け入れてしまっており、このような権力関係が両者の開放的コミュニケーションを阻害しているという。

2.3　看護コミュニケーションの諸側面

　看護ケアにおけるコミュニケーションのその他の諸側面を検討する諸研究についても触れておこう。

　Allen & Turner（1991）は、身体的依存のある患者には看護師はあまり会話をしないことを見出し、Davies（1992）は、正規看護師は非正規看護師に比べて、患者の尊厳、自尊心、選択、自立を促す言語的戦略をより多く利用していたことを報告している。また、業務満足度の高い看護師は、高齢者の孤独感により大きな感受性と共感を持つことができるという研究もある（Kramer & Kerkstra 1991）。さらに、Hollinger（1986）は、看護師の患者に対する接触（タッチ）に対する患者の言語的応答の関係を検討して、患者の言語的応答の頻度と時間は看護師に接触された場合に増加することを見出し、同様の研究で、Moore &

Gilbert（1995）は、高齢者の身体への接触（タッチ）の使用によって関係の直接性と愛情が高齢者に伝達されると報告している。この2研究事例は、看護師による身体的接触（タッチ）の効果を扱うものであり、看護職のコミュニケーションには、言語的なコミュニケーションだけではなく非言語的なもの、タッチ、視線、身体の向き、動作、ジェスチャー、なども重要であることについて検討がなされている[2]。さらに、Kihlgren et al.（1993）の研究では、教育介入によって、看護師は患者により多くの決定と活動の機会を与え、その結果、患者はよりケアに協力的となるとともに、両者のコミュニケーションも増加したことが報告されている[3,4]。

3. 「相互行為」としての看護コミュニケーション

　以上のように、看護コミュニケーションの先行研究は、看護コミュニケーションの重要性とその実際のコミュニケーションの少なさを示したが、同時に、看護コミュニケーション研究のアプローチ自体への反省も生み出した。特に1990年代後半以降、従来の看護コミュニケーション研究の枠組みに対して批判的に検討する2つの論考が現れた。これらは、共通してこれまでの看護コミュニケーション研究に「相互行為」としての視点が欠けていたことを指摘するものであった。

　例えば、Fleischer et al.（2009）は、次のように述べている。

　　「コミュニケーションと相互行為というものの前提となる相互性を念頭に置けば、看護コミュニケーションへの寄与や責任は、看護職だけに存するのではない。」（Fleischer et al. 2009: 351）

---

[2] 非言語コミュニケーションについては本書第6章参照。
[3] 看護職の相互行為のあり方が変容することによって、両者のコミュニケーションのあり方に効果的な変化を導くことができることを示唆する。
[4] つまり、コミュニケーションのあり方を良いものに変容させていくためには、看護職側のコミュニケーション能力とスキルに焦点を当ててそれを変えていくだけではなく、患者側のコミュニケーションへの貢献を検討することが不可欠であるということである。この患者側の発言や行為を、コミュニケーションの文脈の中で考慮に入れることは、以下に述べるように看護コミュニケーションの研究にとって決定的に重要なポイントである。

第 2 章　看護コミュニケーション研究の動向

つまり、従来の研究では、コミュニケーションに対する患者の関与や役割がほとんど無視されてきたことを批判して、看護コミュニケーションの「相互性」、つまり「相互作用」としての性格への着目の必要性が主張された。

　Caris-Verhallen et al.（1997）もまた、従来の看護コミュニケーション研究では「コミュニケーションのプロセス」に関する情報がほとんど検討されていなかったとして[5]、将来の研究アプローチに求められるものを次のように述べる。

　　「看護職 − 患者間のコミュニケーションを、さまざまな場面で生じる相互行為的な活動として適切に観察・分析できる手法を開発することが期待される」（Caris-Verhallen et al. 1997: 931）。

　言い換えれば、従来の研究では、コミュニケーションの実際のプロセスについてのデータを提供できるような「相互行為のパターン」や「コミュニケーションの流れ（シークエンス）」（Caris-Verhallen et al. 1997: 931）について分析が行われておらず、さらには、そうしたコミュニケーションのプロセスを適切に分析する手法が未開発であったということである。

　上記 2 つの批判的研究はともに、従来の研究では看護コミュニケーションの「相互行為」としての充分な検討が欠けていたことを指摘するものといえるだろう。つまり、ヘルスケアを提供する看護師側の行為や活動にのみ焦点が当てられ、やり取りの相手方である患者との関係におけるコミュニケーションのありかたについて充分に光を当てていなかったというのである。

　コミュニケーションは、それにかかわる人々すべてによる行為や活動の「やり取り」からなっている。その意味において、コミュニケーションは、相互的な「やりとり」——つまり「相互行為（interaction）」——であるにもかかわらず、コミュニケーションへの患者側の行為や活動、つまり患者のコミュニケーションへの貢献についての研究はほとんど行われてこなかった。そのことによって、「相互行為」としての看護コミュニケーション[6]を適切に研究する系統

---

[5] さらに、在宅ケアにおけるコミュニケーション研究が欠如するとともに、コミュニケーションの結果としての患者アウトカム−患者の満足感、コンプライアンス、患者の自律性、QOLなどへの効果の検証が不十分であるとする。（Caris-Verhallen et al. 1997）

3. 「相互行為」としての看護コミュニケーション

的方法についてもほとんど検討されてこなかったのである。

このようにして、先行研究の研究方法論の批判的検討から、看護コミュニケーションの「相互行為」的性格を十分に考慮しつつ、看護コミュニケーションの実際のプロセスを研究するという課題が明確に浮上することになる[7]。

3.1 一つの研究例とその弱点

このように従来の研究の重大な欠落を指摘した Caris-Verhallen et al.（1997）は、その後、著者ら自身のこの批判的結論に従って、看護職−患者間コミュニケーションを「相互行為」活動として分析する研究を行った。

彼らが採用した分析技法は、Roter（1989）の「相互行為分析システム（RIAS）」である（Caris-Verhallen et al., 1998）。RIAS はもともと医師−患者間のコミュニケーションにおける発言（発話）を分析単位としてコード化するシステムとして開発されたものである。発話における語、節、あるいは文が、分

---

[6] 看護コミュニケーションについての先行研究では、「コミュニケーション communication」は、自明の概念としてその内実は検討されることなく使用されていることが多い。「相互行為（interaction）」と同義として用いられる場合も、その内実は自明なものとして、その日常的な用法に依拠して用いられることが圧倒的である。定義される場合にも、「何らかの目的のための情報の交換」（Caris-Verhallen et al., 1997: 916）といったように、内実のほとんどない（研究対象を経験的に識別する効力をほとんどもたない）定義が示されることも少なくない。

[7] 看護コミュニケーションを「相互行為」として真剣にとらえようとするとき、「ケア」の概念もまた、医療職からの一方的な行為というよりは、看護実践に関わる人々の「間で」行われるもの、つまり、「相互行為」と理解されなければならないだろう。こうした考え方と近い「ケア」概念について一瞥しておこう。上野（2011）は、「ケア」概念を再検討して、ケア概念を「相互作用」として理解すべきこと、つまり、「（行為と）関係」を含むことによって、ケアの「相互作用（interaction）」としての性格に焦点を当てるべきことを主張する。「ケアとは、ケアするものとケアされるものとの間の『相互作用 interaction』であって、複数の行為者 actor の『あいだ』に発生する。それ以外の多くのケアの定義は、…ケアをケアの与え手の行為とすることで、その帰属先をケアする者に限定してしまう。その結果、多くの分析は、…ケアを論じるにもっぱらケアする者だけを扱う結果に終わる。ケアの受け手は、せいぜいその効果の偶発的な反応体か測定器としかならない。他方で、…ケアという行為は…あたかも商品のように手渡され交換可能なものとみなされてしまう。ケアをケアするものとケアされるものとの相互行為とみなすこの定義の強みは、ケアをそのいずれか［ケアする者とケアされる者］に帰属させることなく、社会的『関係』とみなすことにある。」（39-40）このようなケア場面に関わる人々の「相互行為」的な「ケア」定義を受け入れることは、相互行為の文脈依存性を正面から受け止めることになる。これは、「相互行為」としてコミュニケーションを理解する本章での方向とも親和的な「ケア」概念と言えるだろう。

31

第 2 章　看護コミュニケーション研究の動向

析単位としてコード化されて、相互排他的なカテゴリーとして分類される。コミュニケーションの録画データから直接にカテゴリー化を行うこともでき、効率的に実際のコミュニケーションにおけるカテゴリーに属する行為やカテゴリー間の関係を数量化して分析することができることから、医師−患者コミュニケーションの研究で広く利用されてきた（Roter & Larson 2002; Roter 2000）。

　Caris-Verhallen et al.,（1998）では、この分析手法を、看護師−患者コミュニケーションの研究に利用するために若干の改変を加えて採用している。この研究は、看護師−高齢者患者間の実際の会話を録音して分析した点で、看護コミュニケーションの「相互行為」を分析しているといえるものである。しかし、コミュニケーションの実際を分析する技法としては、RIAS には制約もあることが知られている。

　この点について、ヘリテッジ・メイナード（2006 ＝ 2016）は、医師−患者コミュニケーションの研究への RIAS の使用に関わる研究上の弱点について次のように指摘している。

　　「…［第 1 の問題は、］このコード化の過程で、診療中の中身の多くが取りこぼされてしまう。録音データが損なわれ、コード化された内容のみが「データ」として残ってしまった場合は特に取り返しがつかないほど、医師と患者が話している発話の内容が失われるのである……。第二の問題は、コード化によって発話や行為の文脈や、病歴聴取やカウンセリングと言った診療段階、ある特定の理解を可能にする連鎖や行為の流れの中における位置づけが打ち消されてしまう点である。こういった文脈が、実は発話や行為自体の意味を決定しているのである。」（2016: 7）

　つまり、こうした研究方法は、明確なコード化のルールによってコミュニケーションを量的に分析することには大きな有効性を発揮する半面、研究者があらかじめ決定したコード化のカテゴリーを実際のコミュニケーションの過程に当てはめることになり、発話や行為の意味を決定しているその行為の文脈や行為（会話）の流れのなかにそれらの発言を位置づけることができない結果、相互行為の意味を取りこぼしてしまうことになる（さらに以下も参照。

引 用 文 献

Gafaranga & Britten 2007 ＝ 2011）という弱点をもつのである。

4. 結語―先行研究からの示唆

　看護コミュニケーションの先行研究によれば、看護コミュニケーションの現状に関して、コミュニケーションの重要性は看護理論においても看護実践の場でも受け入れられており、看護職はそれを看護ケアの重要な側面と認識しているが、実際には患者とのコミュニケーションは大変少なく、コミュニケーションの質も疑問視されるべきものであった。また概して看護職のコミュニケーション能力は低く、コミュニケーションを促進しないばかりか、それを阻害する場合があることなどが指摘されていた。

　しかし、従来の看護コミュニケーションの研究は、主として看護師の活動や行為を検討するものであり、専門職としての看護師の側の発言や行為にのみ焦点が当てられていた結果、その発言や行為の「受け手」である患者側の発言や行為には十分な検討がなされてこなかった。しかしコミュニケーションが他者とのやり取りのなかで実現するものであるとすれば、看護コミュニケーションを、その他者とのやりとり（相互行為）の文脈の中で検討することが必要であることが示唆される。

　本書第4章では、こうした方向での、看護コミュニケーションを「相互行為」として質的に分析する試みとして、RIASではなく、エスノメソドロジーと会話分析に基づく「相互行為分析」を利用した研究例を提示する。

【引用文献】

Allen, C.I. & Turner, P.S. (1991) The effect of an intervention programme on interactions on a continuing care ward for older people. *Journal of Advanced Nursing* 16, 1172-1177.

Armstrong-Esther, C.A. & Browne, K.D. (1986) The influence of elderly patients' mental impairment on nurse-patient interaction. *Journal of Advanced Nursing* 11, 379-387.

Armstrong-Esther, C.A., Sandilands, M.L. & Miller, D. (1989) Attitudes and behaviours of nurses towards the elderly in an acute care setting. *Journal of Advanced Nursing* 14, 34-41.

第2章　看護コミュニケーション研究の動向

Armstrong-Esther, C.A., Browne, K.D. & McAfee, J.G.（1994）Elderly patients: still clean and sitting quietly. *Journal of Advanced Nursing* 19, 264-271.

Caris-Verhallen, W.M., de Gruijter, I.M., Kerkstra, A., Bensing, J.M.（1999）Factors related to nurse communication with elderly people. *Journal of Advanced Nursing.* 30: 1106-1117.

Caris-Verhallen, W.M.C.M., Kerkstra, A., Peter, G.M., van der Heijden, and Bensing, J.M.（1998）Nurse-elderly patient communication in home care and institutional care: an explorative study, *International Journal of Nursing Studies* 35: 95-108.

Caris-Verhallen, W.M.C.M., Kerkstra, A. & Mensing, J. M.（1997）The role of communication in nursing care for elderly people: a review of the literature, *Journal of Advanced Nursing*, 25, 915-933.

Clark, M. J.（1985）The development of research in interpersonal skills in nursing. In *Interpersonal Skills in Nursing*（Kagan, C. ed.）Croom Helm, Dover, New Hampshire, pp.9-21.

コリンズ，S. 他，2007 = 2011，（北村・深谷監訳）『患者参加の質的研究―会話分析から見た医療現場のコミュニケーション』医学書院）．［Sarah Collins, Nicky Britten, Johanna Ruusuvuori, and Andrew Thompson, eds., *Patient Participation in Health Care Consultations: Qualitative Perspectives,* Open University Press］．

Enfield, N.J.（2013=2015）*Relationship Thinking: Agency, Enchrony, and Human Sociality*, Oxford University Press.［井出祥子監修，横森大輔他訳　『やりとりの言語学―関係性思考がつなぐ記号・認知・文化』大修館書店］．

Fleischer, S., Berg, A., Zimmermann, M. Wuste, K. and Behrens, J.（2009）Nurse-patient interaction and communication: a systematic literature review, *Journal of Public Health* 17: 339-353.

Gafaranga, J. & Britten, N.（2007=2011）（北村隆憲訳）「定式化と開始連鎖における患者参加」（北村・深谷監訳『患者参加の質的研究―会話分析から見た医療現場のコミュニケーション』医学書院，141-161）．［Sarah Collins, Nicky Britten, Johanna Ruusuvuori, and Andrew Thompson, eds., *Patient Participation in Health Care Consultations: Qualitative Perspectives,* Open University Press］．

Gibb, H. & O'Brien, B.（1990）Jokes and reassurance are not enough: ways in which nurses relate through conversation with elderly clients. *Journal of Advanced Nursing* 15, 1389-1401.

引 用 文 献

Geertz, C.（1973=1987）*The Interpretation Of Cultures,* Basic Books［ギアーツ，クリフォード（吉田禎吾他訳）『文化の解釈学』岩波書店］.

Hewison, A.（1995）Nurses' power in interactions with patients. *Journal of Advanced Nursing* 21, 75-82.

Hollinger, L.M.（1986）Communicating with the Elderly. *Journal Gerontological Nursing* 12（3）, 9-13.

Heritage, J. and Maynard, D.Q., eds.（2006=2015）*Communication in Medical Care: Interaction Between Primary Care Physicians and Patients*, Cambridge University Press, Campbridge.（川島他訳『診療場面のコミュニケーション―会話分析からわかること』勁草書房）.

Jones, A.（2003）Nurses talking to patients: exploring conversation analysis as a means of researching nurse-patient communication. *International Journal of Nursing Studies,* 40: 609-618.

Kihlgren, M., Norberg, A., et al.（1993）Nurse-patient interaction after training in integrity promoting care at a long-term ward: analysis of video-recorded morning care sessions. *International Journal Nursing Studies* 30（1）, 1-13.

McCormack, B.（2004）"Person-Centredness in Gerontological Nursing: An Overview of the Literature." *Journal of clinical nursing* 13（October）: 31-38.

Moore, J.R. & Gilbert, D.A.（1995）Elderly Residents: Perceptions of Nurses' comforting touch. *Journal of Gerontological Nursing* 21（1）, 6-13.

Nolan, M., Grant, G. & Nolan, J.（1995）Busy doing nothing: Activity and interaction levels amongst differing populations of elderly patients. *Journal of Advanced Nursing* 22, 528-538.

Rundell, S.（1991）A study of nurse-patient interaction in a high dependency unit. *Intensive Care Nurs*ing 7: 171-178.

Salmon, P.（1993）Interactions of nurses with elderly patients: relationship to nurses' attitudes and to formal activity periods. *Journal of Advanced Nursing* 18, 14-19.

上野千鶴子（2011）『ケアの社会学―当事者主権の福祉社会へ』太田出版.

Williams, K., Kemper, S., Hummert, M.L.（2005）Enhancing communication with older adults: overcoming elderspeak. *Journal of Psychosocial Nurse and Mental Health Service* 43: 12-16.

（北村隆憲）

第3章　要介護高齢者とケア提供者との
コミュニケーション

1. は じ め に

　多くの高齢者はできるかぎり最後の時まで、生き生きと暮らしたいと願っている。このように健康上の問題がない状態で日常生活が送れる期間を健康寿命という。平成 25 年度の厚生労働省の平均寿命の推計では、平均寿命と健康寿命の差（平成 22 年）は、男性で 9.13 年、女性で 12.68 年とされている。残念ながら、高齢者の多くは、寿命までのこの期間は何らかの介護が必要な状態になる。これらの要介護高齢者は、高齢社会白書（内閣府　2017）によれば、居宅での生活が 71.5％、残り 33.4％（1304.1 千人）は何らかの施設で日々の生活を送っている。この約 130 万人の要介護高齢者は、施設の中で誰とどのようなコミュニケーションをしながら、人生の最後の日々を送っているのだろうか。

2. 要介護高齢者とケア提供者との
コミュニケーションの実態

　医療・看護におけるコミュニケーションの重要性は、過去から今日まで唱え続けられてきた（Clark 1985、McCabe 2004）。しかし、ケア提供者と高齢者のコミュニケーションの研究においては、第 2 章で述べたように看護現場における言語的コミュニケーションの量の不足（Nussbaum 1993, Liukkonen 1995, Burgio, et al. 2001）や、コミュニケーションの質に問題があることが多々指摘されてきた。例えば、ケア提供者のコミュニケーションの内容が表面的で、且つ高齢者の発話がケア提供者によってコントロール（Hewison 1995）されたり、一方通行的（one-side）な会話（Gibb & O'Brien 1990, Nussbaum 1991）が存在したり、elder speak（大声、ゆっくりした会話、言葉の繰り返し、誇張されたイントネーション）の広範囲な使用（Hummert, et al. 1996, Kemper 1994）などが問

37

第 3 章　要介護高齢者とケア提供者とのコミュニケーション

題視されてきた。そのため、近年はこれらの問題状況を改善する取り組みとして、ケア提供者に対する様々なコミュニケーション・トレーニングの介入研究が実施されている。その結果として、ケア提供者の入居者への肯定的な対応の改善（Burgio, et al. 2001）、verbal prompts の改善（Roth, et al. 2002）、elderspeakの減少（Williams, et al. 2003）などが報告されている。Boscart（2009）は、ケア提供者に対して Solution-Focused Brief Therapy（SFBT：解決志向短期療法）に基づいた教育介入を行い、看護師による支配的なコミュニケーションが改善したことを報告している。但しこれらの研究の多くは、食事介助などの特定の介護場面のコミュニケーションに焦点をあてたものが多く、要介護高齢者とケア提供者間のコミュニケーションの全容を捉えたものではなかった。

　また第 1 章で述べたように、医療・看護におけるこれまでのコミュニケーション研究は、健康問題や課題の解決を目的とするための手段としてコミュニケーションが位置づけられてきた。その結果、コミュニケーションの分析は医療者のコミュニケーションのあり方に視点があてられ、医療者と患者／利用者との相互作用としてコミュニケーションを分析する視点が乏しかった。また、患者は医療モデルの中に位置づけられてきたために、社会的存在である一人の人間としての患者と医療者とのコミュニケーションのあり方についての研究も十分ではなかった。

　日本においても、コミュニケーションの重要性は、理念としては幅広く認識されているが、その実態の把握はこれまで行われてこなかった。したがって筆者らは、要介護高齢者（以後、高齢者と略す）とケア提供者（以後、スタッフと略す）間の言語的コミュニケーションに視点をあて、そのコミュニケーションの実態の解明から始め、これまでに下記の事柄について研究を行ってきた。①高齢者とスタッフ間で行われているコミュニケーションの種類　②高齢者とスタッフとの 1 日のコミュニケーション時間と回数　③高齢者の自発発語時間・回数　④高齢者とスタッフのコミュニケーションに影響する要因　⑤スタッフのコミュニケーションの改善に向けた教育的介入とその効果　⑥コミュニケーションの相互作用（構造）などである（Fukaya, et al. 2004, Fukaya, et al. 2009, Kitamura, et al. 2011, Fukaya, et al. 2016）。

　これらの研究の調査対象は、全聴力喪失者、全失語者、健康状態が不安定な

者を除き、意思疎通が可能な認知症高齢者および聴覚障害や言語障害を持つ高齢者とした。医療ニーズの多い要介護者のための療養型病床群 3 施設 37 名、リハビリを中心とした在宅復帰を目的とした老人保健施設 3 施設 35 名、要介護者の生活支援を目的とした介護老人福祉施設 3 施設 34 名の要介護高齢者である。要介護高齢者とスタッフ間の会話時間や内容の測定は、各高齢者の朝 9 時から午後 5 時までの 1 日の会話内容の全てを IC レコーダーで録音した。スタッフの声かけ時間や内容の測定は、スタッフの役割や業務内容によっても異なるために、一人の高齢者が様々なスタッフから声かけされている時間と内容から捉えた。会話の逐語録からコミュニケーションの種類を内容分析によって抽出し、さらに会話時間を算出した。分析は質的分析と統計学的分析を併用した。以下、それらの研究内容と結果について紹介する。但し、⑥コミュニケーションの相互作用（構造）については、次章にて紹介する。

2.1　高齢者とスタッフ間のコミュニケーションの種類

　表 3-1 に示すように、会話の逐語録の内容分析の結果、高齢者とスタッフ間のコミュニケーションには、2 つのタイプがみられた。1 つは、スタッフの様々な看護や介護業務に基づいたコミュニケーションで「Task-oriented communication：業務関連コミュニケーション」（以下、タイプ I コミュニケーションと略す）と命名した。このタイプ I コミュニケーションが 1 日の会話内容の 76％を占めていた。残りの 24％が、人々が社会生活の中で普段に行っている家族、仕事、社会の出来事等についてのコミュニケーションで「Life-worldly communication：生活世界コミュニケーション」（以下、タイプ II コミュニケーションと略す）と命名した。

【タイプ I コミュニケーション】

　タイプ I コミュニケーションの殆どは、スタッフからの声かけと高齢者の応答によって構成される。タイプ I コミュニケーションの一次カテゴリーには、行動の指示や促し、援助行動の説明、身体状況の把握や日課の説明、要求・要望の確認、注意の喚起、その他の 6 つのカテゴリーが抽出された。その中で最も多いのは「は～い、お口開けて、ごっくんして」「そこつかまって」といった［行動の指示や促し］で 44％を占めた。次は、「ちょっと背中を拭きますよ」「は

第3章　要介護高齢者とケア提供者とのコミュニケーション

表3-1　コミュニケーションの種類

タイプ	一次カテゴリー	二次カテゴリー	%
タイプⅠコミュニケーション： （業務関連コミュニケーション） 76%	行動の指示や促し	行動指示	44
		行動の促し	
		行動終了の確認	
		行動の評価と称賛	
	援助行動の説明	援助行動の説明	23
		援助行動開始の表明	
		援助行動終了の表明	
		援助行動への評価の把握	
	身体状況の把握や日課の説明	これからの予定の説明と指示	16
		終了した日課についての質問と評価	
		身体状況への質問	
		身体状況の説明	
		症状の確認	
	要求・要望の確認	要求・要望の確認	10
	注意の喚起	注意の喚起	4
	その他	その他	3
タイプⅡコミュニケーション： （生活世界コミュニケーション） 24%	社会的事柄	社会的事柄についての話	30
	心理状態や知識・記憶について	心理状態（喜怒哀楽）の把握・代弁	29
		知識や記憶についての話	
	生活体験	昔の仕事や料理	8
	挨拶	挨拶	12
	その他	その他	21

〜い、車いす押しますね」といったように、スタッフが高齢者に何をしようとしているのか、何をしているのかを相手にわからせるための［援助行動の説明］で23％を占める。次は検温に代表されるような声かけで、「ちょっとここ赤くなっていますよ」「痛くないですか」といった［身体状況の把握や日課の説明］が16％となっている。そのほかには、「お腹すきましたか」「お部屋暑くないですか」といった［要求・要望の確認］が10％、「お茶熱いから気をつけて」「そこに段があります」等の［注意の喚起］が4％、呼びかけなどの［その他］が3％で構成された。

　これらの会話内容からみると、スタッフは声かけを通して何を重視しているのかが浮かび上がる。スタッフは、タイプⅠコミュニケーションを通して、自分達が行なわなければならない看護や介護業務を、いかに安全に、安楽に、効率よく進めるか、また高齢者の身体状況をいかに把握するかを大事にしているように思われる。

2. 要介護高齢者とケア提供者とのコミュニケーションの実態

【タイプⅡコミュニケーション】

タイプⅡコミュニケーションの一次カテゴリーには、社会的事柄、心理の安定や知識・記憶について、高齢者の生活体験、挨拶、その他の5つが抽出された。その内、「地震が…」といった新聞やテレビの話などの［社会的事柄の話］が30％と最も多く、次いで、「ごはんもうすぐだから、ちょっと待っていてね」といったような高齢者の［心理の安定］ならびに「このお花、何？　見たことある？」といった［知識・記憶について］が29％、高齢者の昔の仕事や得意な料理などの高齢者の［生活体験］が8％、「おはよう、いいお天気ですね」といった［挨拶］が12％であった。［その他］が21％と多くなっているが、タイプⅡコミュニケーションには、タイプⅠコミュニケーション以外の様々な内容がみられ、弁別が困難な内容はその他として包含したためである。

2.2　スタッフによる高齢者への声かけ時間

図3-1に、一人の高齢者が1日に様々なスタッフから声かけされた時間を示した。スタッフの声かけ時間は1日平均17.26分であった。声かけされた時間が最も少ない人は500秒で約8.3分、最も多い人は2250秒で約37.5分となっていた。入所者間でのコミュニケーションに焦点をあてた研究は実施していないが、高齢者の会話内容から判断すると他入所高齢者とのコミュニケーションは極めて少なかった。この理由としては、調査対象者は介護度Ⅱ以上が約80％

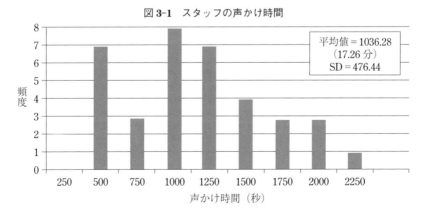

図3-1　スタッフの声かけ時間

第3章　要介護高齢者とケア提供者とのコミュニケーション

表 3-2　声かけ時間と発語時間と施設特性との関連性

	施設種類	度数	平均値	標準偏差	t	p
声掛時間	療養型病床群	37	1084.34	544.14	-1.922	*
	介護老人福祉施設	34	1391.44	788.91		
発語時間	療養型病床群	37	247.42	222.91	-.479	
	介護老人福祉施設	34	275.09	262.98		

を占めており、その多くが認知症を有しているところから、高齢者が他入所者と主体的にコミュニケーションを持つことが難しいということが考えられる。しかし、Kaakinen（1992）は、高齢者はナーシングホームという環境に適応するためのコミュニケーションに関するルールを持っており、他者との会話でトラブルを起こさないようにするという自己抑制があるため会話量が少ないと指摘した。日本の高齢者施設も、多くの高齢者にとっては住み替え可能な場所ではなく、終の棲家として受け止められている。Kaakinen の指摘は現在の日本の高齢者施設においても該当する可能性がある。このように他者との関わりが少なく、刺激が乏しい日々を過ごしている高齢者にとって、スタッフとの1日に平均20分にみたない会話が1日のコミュニケーションの全てとなるのであり、我々はその重要性を考える必要がある。

　スタッフの声かけ時間を設置目的が異なる施設種類別で比較すると、表 3-2 のように介護老人福祉施設の平均 1391 秒に比べ介護療養型医療施設は平均 1084 秒と有意に少なくなっており、高齢者の医療依存度の高いところほど、スタッフの声かけが少なくなっていた。急性期の病院を対象としたコミュニケーション時間の調査はまだ実施していないが、検査や治療といった医療処置が多くなるほどタイプ I コミュニケーションが優先されるために、スタッフの声かけ時間は少なくなる可能性がある。

　以上のように、施設の種類によってスタッフの声かけに差異が認められたために、同一施設種類の調査施設間（療養型病床群）でスタッフの声かけ時間に差がないかを一元配置分散分析で検討した。表の 3-2 は療養型病床群 3 施設のスタッフの声かけ時間、タイプ I 声かけ時間、タイプ II 声かけ時間の平均値を示した。声かけ時間は A 施設の平均 942.9 秒（SD381.98）から C 施設の平均 1260.08 秒（SD543.58）まで差が認められたが、有意差はなかった。タイプ毎の

2. 要介護高齢者とケア提供者とのコミュニケーションの実態

図 3-2　分単位発語時間

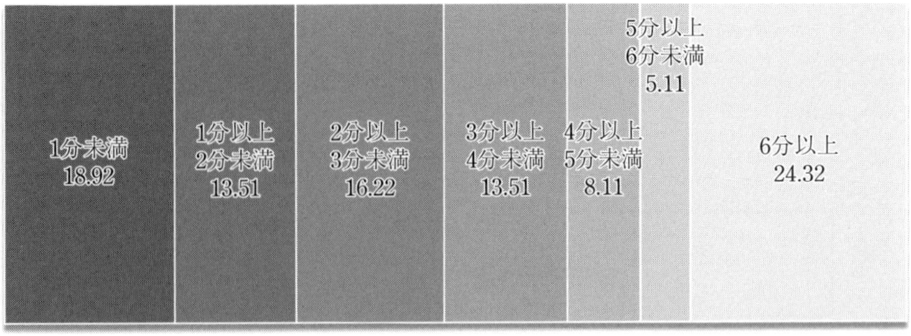

| 1分未満 18.92 | 1分以上 2分未満 13.51 | 2分以上 3分未満 16.22 | 3分以上 4分未満 13.51 | 4分以上 5分未満 8.11 | 5分以上 6分未満 5.11 | 6分以上 24.32 |

検討の結果も同様に有意差は認められなかった。これは調査当時の療養型病床群の人員配置は、看護師・介護士共に患者 4 人に対して 1 人の配置となっており、各調査施設のスタッフの人的労働環境が等しいことによると考えられる。

2.3　高齢者の発語時間

　高齢者の 1 日の発語時間は、最小値 1 秒、最大値 936 秒、平均 247.4 秒（SD 171.06）で、約 4.12 分であった。1 分単位毎に発語時間をみると（図 3-2）、1 分未満が 18.92％を占めていた。日本の要介護高齢者は 1 日にわずか約 4 分しか話しておらず、そのうちの約 1 ／ 3 の高齢者は 1 分しか話せていない。これが、日本の要介護高齢者施設で人生の最後の時を過ごしている高齢者のコミュニケーションの現状であり、今後我々が迎える未来である。高齢者の発語時間も施設種類別に比較したが、上記表 3-2 で示したように、介護老人福祉施設と療養型病床群間においては差が認められなかった。

2.4　スタッフの声かけ時間と高齢者の発語時間との関連性

　スタッフの声かけ時間と高齢者の発語時間との関連性を検討した結果、スタッフからの 1 日の声かけ総時間と高齢者の発語時間との間には r=.55（P＜.001）で中等度の相関がみられた。声かけ時間を種類別にみると、タイプⅠ声かけ時間と高齢者の発語時間との間の相関は r=.44（P＜.001）、タイプⅡ声かけ時間と高齢者の発語時間との相関は r=.58（P＜.001）であり、タイプⅡ声かけの方が、タイプⅠ声かけよりも高齢者の発語をより多く引き出していることが

第3章　要介護高齢者とケア提供者とのコミュニケーション

図3-3　スタッフの声かけ時間と高齢者の発語時間の関連

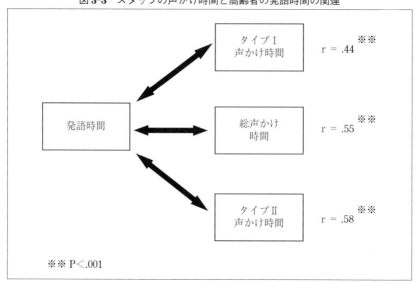

わかった。なぜタイプⅡ声かけがタイプⅠ声かけよりも高齢者の発語を促すのか、そのメカニズムを探るために、タイプⅠコミュニケーションとタイプⅡコミュニケーションにおける相互作用を会話分析を用いて検討した。その詳細は第4章で論述する。

2.5　高齢者の自発発語時間と回数

　ここであなたと友人との会話を思い浮かべてほしい。もし友人が一方的に話し続けて、あなたが話そうとしても、あなたの話を遮ったり、あなたの話に耳を傾けてくれなかったりしたら、あなたはどのような思いを抱くだろうか。「あの人は自分が言いたいことばかり話すけど、ちっとも相手の話を聴こうとしない」と不愉快になるかもしれない。なぜなら、日常会話の基本構造は、①一つの発話順番に一人が話す、②話し手の交代が何度も起こる（サックス、他. 1974 = 2010）とされており、このような秩序が踏まえられていない日常会話に対して、私たちは違和感を抱きやすいためである。しかし、長期入居施設のような制度的な会話（病院、法廷、学校など）においては、自由に流れていく日

2. 要介護高齢者とケア提供者とのコミュニケーションの実態

常会話（Psathas, 1995）と異なり、制度の利用者（例えば、患者）は会話を開始する機会を与えられない傾向があると指摘されている（Drew & Heritage, 1992）。そのため、高齢者の発語に関しては、全般的な発語に加えて、高齢者自らがコミュニケーションを開始する機会（自発発語）に着目した。なぜなら、社会生活の中で普段に行われている会話に近いタイプⅡコミュニケーションは、タイプⅠコミュニケーションと異なり、より日常会話に近い会話、すなわち自由な双方向性の会話が展開されている可能性がある。つまり、高齢者が単にスタッフからの質問に答えたり、命じられた行為を行ったり、スタッフの発言に相槌を打ったりするだけではなく、より積極的・主体的に自ら発言を開始したり、会話のトピックをだしたり、展開させたりするといったように、私たちが友人などと行っている日常の会話のやりとりの可能性を、高齢者側の自発的な発話を通じて観察することにした。

療養型病床群3施設の37名の入所高齢者を対象に、高齢者の1日の発語時間と発語回数を測定した。さらに発語時間をスタッフからの声かけに対する応答と、高齢者自らの発語である自発発語に分類した。

自発発語時間は平均25.55sであったが、表3-3のように、タイプⅠ発語における自発発語時間は平均29.48s（SD41.38）でタイプⅠ発語時間の16.62％で

表3-3　高齢者の発語時間・回数並びに自発発語時間・回数

	n	minimum	maximum	M(sec)	SD	%	
総発語時間	37	1	936	266.61	228.73	100	
Type Ⅰ発語時間	37	1	630.5	177.31	163.37	66.5	100
応答発語	37	0	567	147.82	121.44		83.37
自発発語	37	0	147.5	29.48	41.38		16.62
Type Ⅱ発語時間	37	0	664	89.3	132.72	33.5	100
応答発語	37	0	559.5	67.67	118.79		75.77
自発発語	37	0	104.5	21.62	29.34		24.21
総発語回数	37	1	311	73.73	56.63	100	
Type Ⅰ発語回数	37	1	290	53.62	49.43	72.7	100
応答発語	37	1	275	48.05	46.42		89.61
自発発語	37	0	23	5.57	6.5		10.3
Type Ⅱ発語回数	37	0	148	20.11	30.53	27.3	100
応答発語	37	0	141	16.59	28.18		82.5
自発発語	37	0	16	3.51	4.44		17.5

Note. **Type** Ⅰ発語＝課題遂行発語。**Type** Ⅱ発語＝生活世界発語。*SD*=Standard deviation.

第 3 章　要介護高齢者とケア提供者とのコミュニケーション

あったが、タイプⅡ発語における自発発語時間は平均 21.62s（SD29.34）でタイプⅡ発語の 24.21% を占め、タイプⅡ発語の方がやや多くの自発発語がみられた。しかし、発語時間・発語回数共に、タイプⅠ発語、タイプⅡ発語の内訳では応答が 75.77〜89.61% を占めていた。この数値は、スタッフと高齢者間のコミュニケーションの殆どは、スタッフによってコミュニケーションが主導されていることを示している。反面、高齢者には「聞かれたことには応えるが、しゃべりたいことは控える」といった受動的なコミュニケーションへの態度があることが伺われた。臨床現場では患者・利用者に対する丁重な関わりを表明する手段として「患者様・利用者様」という呼称が多く使用されている。しかし、実際のコミュケーションの実態からは、長い期間に渡って続けられてきた医療中心主義（患者・利用者にとっての適切な医療やケアは医療専門職が決定し、患者はその決定に従う）によって培われた患者役割を多くの高齢者が踏襲しており、それをあたりまえの事柄として疑問視していないスタッフの関わりが浮き彫りにされた。

3.　高齢者の発語時間に影響する要因について

　高齢者の発語時間に影響する要因として、高齢者の属性（認知障害、言語障害、聴覚障害、ADL）を検討した。表 3-4 に示すように、発語時間については、要介護度が 4〜5 ランク（寝たきり）の高齢者の発語平均時間 115.54 秒（SD131.55）は、要介護度 3 以下の高齢者の発語平均時間 337.1 秒（SD234.97）と比べて有意に少なく、介護度が重度になるほど発語は少なくなっていた。聴覚障害、言語障害、認知症の有無に関しては有意差が認められなかった。しかし、このうち言語障害に関しては、言語障害の無い高齢者の平均発語時間は 299.95 秒（SD230.74）と、言語障害有りの高齢者の平均発語時間 145.75 秒（SD186.59）より約 2 倍多くなっていた。この理由は、言語障害があれば発話が困難であるためと単純に考えることもできるが、スタッフの声かけ時間の分析結果からは、言語障害のある高齢者にはそうでない高齢者よりも声かけ時間が少なくなっており、スタッフの声かけ時間の影響が一因と考えられた。Nolan et al.（1995）は、スタッフは、社会的技能が高い患者とより多くの会話をすることを指摘し

46

3. 高齢者の発語時間に影響する要因について

表3-4　高齢者の発語時間・回数と高齢者の属性の関連性

高齢者の発語	属性		n	M(sec)	SD	F	t	p
発語時間	ADL	要介護4～5	11	115.54	131.55	4.56	-3.6	*
		要介護3以下	25	337.1	234.97			
	聴覚障害	無し	31	262.97	238.27	1.01	-0.22	ns
		有り	8	285.42	188.55			
	言語障害	無し	29	299.95	230.74	0.75	1.73	ns
		有り	8	145.75	186.59			
	認知症	無し	6	279.33	175.6	1.2	0.1	ns
		有り	30	269.22	242.41			
発語回数	ADL	要介護4～5	11	40.27	28.78	2.5	-2.51	*
		要介護3以下	25	88.88	60.9			
	聴覚障害	無し	31	71.35	60.91	1.74	-0.57	ns
		有り	8	86	24.83			
	言語障害	無し	29	80.07	58.09	0.02	1.31	ns
		有り	8	50.75	47.17			
	認知症	無し	6	57.33	36.62	0.68	-0.77	ns
		有り	30	77.23	60.67			

Note. SD=Standard deviation. * <.05. ** <.001. *ns*=Not statistically significant.

た。我々の研究においても、コミュニケーションに関するスタッフによるグループディスカッションの結果から、スタッフは意思疎通が困難な人への話しかけを諦めるというコミュニケーションの現状が表出されており、高齢者の属性による発語時間の差は、スタッフの声かけ時間の差に対応したものと考えられる。

　発語回数については、要介護度が4～5ランク（寝たきり）の高齢者の発語平均回数40.27回（SD28.78）は、要介護度3以下の高齢者の発語平均回数88.88回（SD60.9）と比べて有意に少なく、介護度が重度になるほど発語回数も少なくなることが示された。

　自発発語時間・回数と高齢者の属性との関連性も検討した。自発発語時間は要介護後4～5で平均20.86秒（SD37.31）であったが、要介護度3以下では平均61.96秒（55.65）と約3倍であった。自発発語回数も要介護度4～5で平均3.54回であったが、要介護度3以下では平均11.48回と約3倍を示した。以上より、スタッフとのコミュニケーションにおいては、介護度が低い高齢者の方が主体的なコミュニケーションを展開していた。聴覚障害、言語障害、認知症の有無に関して有意差は認められなかった。

第3章　要介護高齢者とケア提供者とのコミュニケーション

4. スタッフのコミュニケーション改善のための教育的介入プログラム

　私たちは、タイプⅡコミュニケーションの方がタイプⅠコミュニケーションよりも高齢者の発語を促すという研究結果に基づき、スタッフのコミュニケーション改善に向けて介入研究を行った。本研究は、①スタッフの意識変革のための「批判的振り返り」に基づく教育的介入（講義とグループディスカッション）によって、スタッフが高齢者への「タイプⅡの声かけ」の必要性を認識し、「タイプⅡの声かけ」を増やす具体策を見出すこと　②「批判的振り返り」に基づく教育的介入の結果、1人の高齢者がスタッフから受ける「タイプⅡ声かけ」が増加するかを検討することを目的とした。

　調査対象者は、療養型病床群3施設における39人の高齢者（A施設15名、B施設10名、C施設14名）を対象としたが、健康状態変化等により、3回目の調査時点で高齢者3名が調査不可能となった。またこれらの高齢者に声かけをする可能性があるスタッフ全員、合計240人（A施設69名、B施設89名、C施設82名）を対象とした。研究デザインは図3-4に示した。

　教育的介入プログラムの内容は、タイプⅡコミュニケーションの重要性についての講義（30分）と、スタッフが自明視している日常業務に対する「批判的

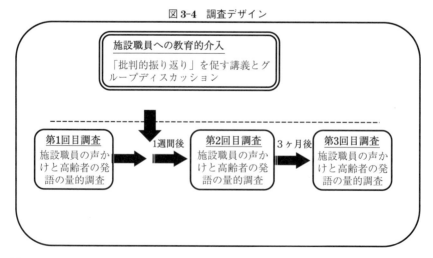

図3-4　調査デザイン

振り返り」(Cranton, 1996) に基づいたグループディスカッション（60分）の合計 90 分である。講義内容は、コミュニケーションのタイプ、高齢者の発語時間・発語回数の実態、スタッフの声かけ時間とコミュニケーションタイプ、タイプ別コミュニケーションと高齢者の発語との関連性について実施した。「批判的振り返り」とは、①状況を全体的に把握する　②到達したいという目標を知る　③その目標に到達するためのできる限り多くの選択肢を考える　④選択肢を比較検討する　⑤計画を立てる、の 5 つの要素から構成される。「批判的振り返り」プログラム導入の理由は、教育的介入の対象は日々看護の実践に携わっている看護・介護の専門職であるために、単に知識の修得だけを目的とするのではなく、その知識を日々の実践活動の中にどのように組み込むことができるのか、実際の看護の現状の分析から検討してもらうためである。

　グループディスカッションは、1 グループ 5〜6 人、研究者がファシリテーターとして各グループに参加した。「批判的振り返り」の内容は、日々のケアにおけるコミュニケーションの現状とその背景、改善策について検討してもらった。

　そのアウトカムを、1 週間後、3ヶ月後に評価した。

　グループディスカッション内容の分析は、「声かけの現状」「声かけの現状の背景」「改善策」の 3 項目のディスカッション記録から内容分析を実施した。教育的介入前後の時間変化の測定は、会話所要時間に限定して統計学的に検討した。声かけと発語時間の介入前後の比較は、介入前、介入 1 週間後、介入 3ヶ月後の 3 群の、それぞれのタイプ別時間（タイプ I、II）と総時間（タイプ I ＋タイプ II）を、対応のある一元配置分散分析により検討した。解析は SPSSver12 を用いた。

4.1　要介護高齢者への「タイプ II 声かけ」を推進するためのグループディスカッション

　表3-5 に示したように、スタッフは声かけの現状を、ケアをするのに忙しい、次の仕事を考えながらの会話といった業務中心の「タイプ I 声かけ」が多いと考えていた。しかし同時に、時間にゆとりがある時に「タイプ II 声かけ」を努力する、話題づくりの工夫をするなど、「タイプ II 声かけ」も一部ではあるが行

第 3 章　要介護高齢者とケア提供者とのコミュニケーション

表 3-5　グループディスカッション内容

声かけの現状	声かけの現状の背景	改善策
<業務中心のタイプⅠ声かけ> ・ケアに忙しくタイプⅡ声かけの余裕がない ・次の仕事を考えながら声かけをしている ・返事を待たない声かけが多い ・短い会話にしないと業務に支障がでる	<高齢者への選択的話しかけ> ・自立した人は必要時に職員に話しかける ・家族の面会が多い人に声かけは不要 ・意思疎通ができない人への声かけを諦める	<業務の見直し> ・1日の目標会話時間を設定する ・会話の対象者を計画的に決める ・レクリエーションの回数を増加する ・声かけを一日の行動計画に入れる
	<勤務状況> ・こなすべき業務量が多すぎる ・人員不足で同僚に気を遣う ・機能別業務のため担当業務の遂行が優先	<高齢者の理解を深める> ・高齢者の情報を共有する ・会話能力、自立度で区別しない ・高齢者の生活背景を知る
<一部にタイプⅡ声かけ> ・ゆとりのある時にタイプⅡ声かけする ・話題づくりの工夫をする ・ケア時にタイプⅡ声かけを取り入れる		<コミュニケーションに対する意識改革> ・コミュニケーションを業務ととらえる ・仕事中の会話はよくないという見方を変える ・人間同士あたり前の会話をする ・自分の気持ちにゆとりを持つ
	<コミュニケーションへの認識・技術> ・話をしているとさぼっているとみられる ・コミュニケーションは業務と考えていない ・高齢者と共通の話題がない ・高齢者への興味・関心がない ・高齢者についてよく知らない	<コミュニケーションの工夫> ・高齢者に先入観を持たない ・自然や社会の出来事を話題にする ・共通性のある高齢者同士の関わりを多くする

われていた。

　声かけの現状の背景は、「高齢者への選択的話しかけ」「勤務状況」「コミュニケーションへの認識と技術」の 3 カテゴリーに分類された。「高齢者への選択的話しかけ」の具体例では、自立している・家族の面会が多い・意思疎通ができない高齢者に、スタッフの声かけが少ない等がみられた。「勤務状況」の具体例では、業務量の多さ、マンパワー不足による同僚への気遣い、機能別業務による業務優先等がみられた。「コミュニケーションへの認識と技術」の具体例では、コミュニケーションはケアや業務とみなされない、高齢者と共通の話題がない、高齢者への興味・関心がない等がみられた。

　「タイプⅡ声かけ」を推進するための具体的な改善策としては、「業務の見直し」「高齢者の理解」「コミュニケーションに対する意識改革」「コミュニケーションの工夫」の 4 カテゴリーに分類された。「業務の見直し」では、1 日の目

4. スタッフのコミュニケーション改善のための教育的介入プログラム

標会話時間の設定、計画的な会話対象者の決定などがみられた。「高齢者の理解」では、高齢者についての情報の共有、会話能力や自立度で高齢者を区別しないなどがみられた。「コミュニケーションに対する意識改革」では、コミュニケーションを業務ととらえる、仕事中の会話はよくないという見方を変えるなどがみられた。「コミュニケーションの工夫」では、高齢者に先入観を持たない、自然や社会の出来事を話題にする、共通性を持つ高齢者同士の関わりを多くするなどがみられた。

4.2　教育的介入プログラムによる効果

　これらの教育的介入のスタッフの声かけ時間への影響についての検討結果を表3-6に示す。

　一人の高齢者がスタッフより受けたタイプⅡ声かけ時間に関しては、総声かけ時間は介入前、介入1週間後、介入3ヶ月後に有意な差は認められなかった。しかしタイプⅡ声かけ時間は、介入前226.5秒と比べると介入1週間後には

表3-6　介入前後のスタッフの声かけ時間と高齢者の発語時間（2施設）

	声かけ・発語時間	介入	Menn Duration	F-value	p
スタッフ	声かけ総時間	介入前	1110.6 ± 486.0	1.10	n.s.
		介入1週間後	1171.6 ± 616.8		
		介入3ヶ月後	1004.0 ± 696.9		
	Type Ⅰ声かけ	介入前	882.0 ± 415.4	3.90*	*
		介入1週間後	788.8 ± 402.8		
		介入3ヶ月後	652.3 ± 387.2		
	Type Ⅱ声かけ	介入前	226.5 ± 126.5	3.70*	*
		介入1週間後	390.1 ± 274.0		
		介入3ヶ月後	368.5 ± 430.4		
高齢者	発語総時間	介入前	204.4 ± 190.1	2.40	n.s.
		介入1週間後	296.8 ± 279.1		
		介入3ヶ月後	219.5 ± 243.9		
	Type Ⅰ発語	介入前	142.2 ± 147.4	0.54	n.s.
		介入1週間後	171.2 ± 151.0		
		介入3ヶ月後	137.0 ± 159.0		
	Type Ⅱ発語	介入前	64.4 ± 68.0	2.50	n.s.
		介入1週間後	136.5 ± 165.0		
		介入3ヶ月後	113.2 ± 174.8		

One-way factorial ANOVA was applied as the statistical test.
n.s. not migrnficant *p < 0.05

第3章　要介護高齢者とケア提供者とのコミュニケーション

390.1秒と有意な増加を認めた。3ヶ月後はやや低下したが増加傾向は維持されており、スタッフへの教育方法はタイプⅡコミュニケーションの増加に効果的であったと考える。

　高齢者の発語時間に関しては、発語総時間は介入前、介入1週間後、介入3ヶ月後に有意な差は認められなかった。しかし、タイプⅡ発語時間は有意な差は認められないが、介入前の64.4秒と比較して、介入1週間後は136秒と約2倍の増加があり、本介入プログラムは一定の効果があると考えられた。但し、スタッフのタイプⅡ声かけ時間は介入3ヶ月後にはやや低下が見られた。これは何を意味しているのだろうか。

　スタッフはタイプⅡコミュニケーションの重要性が理解できても、過密なスケジュールの中では意識的にかなりの努力をしない限り、自らの業務を優先しがちとなっていた。なぜコミュニケーションは業務とみなされないのだろうか。これには、現在の日本の施設サービスについての考えが大きく影響している。高齢者施設の設置基準の1つである厚生労働省の「指定介護療養型医療施設の人員等に関する基準を定める条例」(2012. 条例第75号)の基本方針には、「指定介護療養型医療施設は、入院患者の意思及び人格を尊重し、常に入院患者の立場に立って指定介護療養施設サービスの提供に努めなければならない。」と記載されている。しかし、入院患者の意思及び人格の尊重とは何かについては明示されていない。また厚生労働省老健局(2012)による、指定介護療養型医療施設(介護福祉施設、介護保健施設、介護療養施設)が提供すべき施設サービス内容の中には、言語的コミュニケーションは支援を要する看護や介護として位置づけられていない。そのため、スタッフにとっては、医療的関わりや排泄や食事などの生活支援業務の遂行が、責任をもって果たされなければならない業務として優先されることになる。人間の生活にとってあたりまえの会話が、支援が必要なサービスとして認識されるようにするには、社会全体の、そして施設全体のコミュニケーションへの意識を変革する必要がある。

5. 高齢者、小児、終末期の患者／利用者への タイプⅡコミュニケーションの重要性

　人間は身近な人々との何気ない日常会話を通して、喜びや怒りや悲しみといった様々な感情を体験しながら、一人の人間としての自分の存在の意味をつかみ取っている。しかし、日本の介護施設で現在生活している高齢者の1日の発語時間は、わずか5分にみたない。これが自分の両親の、または自分の人生の最後の日々の過ごし方である。

　高齢者の発語時間の少なさの主な理由は、スタッフと高齢者間のコミュニケーションの殆どがタイプⅠコミュニケーションで占められており、コミュニケーションがスタッフによって主導されることによって、高齢者の発語が制約されるというコミュニケーションの形態にあった。その背景には、高齢者施設で休む間もなく働き続けているスタッフの厳しい労働環境があった。しかしそれだけでは無く、スタッフが高齢者の発話を促すタイプⅡコミュニケーションを、看護業務ではなく無駄話として捉えていることも、高齢者とのコミュニケーションがタイプⅠコミュニケーションによって占められている大きな要因となっていた。これは、看護師－患者関係を、患者の健康回復や健康の維持を目標とした治療的関係と捉えてきた従来の考え方に基づくものであろう。しかし第1章で述べたように、看護は疾病や障害の治療や予防といった狭義の健康への支援ではなく、一人の人間の身体、心理、社会的に良好な状態という広義の健康に向けた支援が必要と考える。これまで日本においては、看護の対象者とのコミュニケーションは、人間理解を深め対象者との信頼関係の構築にとっても重要であると、様々な看護学領域において教育されてきた。しかしそれらの多くは概念的理解にとどまり、具体的なコミュニケーションのあり方についての教育は不十分であった。共感や傾聴といったコミュニケーション技術だけでなく、一人の社会的存在としての人間の日々の生活を支援するためのコミュニケーション技術の研究や開発をさらに進める必要がある。

　我々のコミュニケーション研究は高齢者を対象に行われてきた。なぜなら高齢者にとっては、コミュニケーションの不足は精神の活性化に影響し、認知症の発症に結び付く可能性もあると考えたからである。しかし高齢者を対象とし

第3章　要介護高齢者とケア提供者とのコミュニケーション

たこれらの研究結果は、高齢者とのコミュニケーションのあり方だけに帰属させるべきではない。例えば、小児にとっての日常会話は成長・発達に欠かせないものであり、また終末期の人々にとっても、日常会話は残された日々をより豊かに生きることができるために必要なものである。このようにタイプⅡコミュニケーションは、社会的存在である一人一人の人間が普通の日常生活を送るためのニーズでもある。したがって看護においては、コミュニケーションは目的を達成するための単なる手段として存在するのではなく、コミュニケーションそのものがケアとしての意味を包含していることを忘れてはならない。

【引用文献】

Balte, M.M. and Wahl, H.W.（1992）The Dependency-Support Script in Institutions; Generalization to Community Settings, *Psychology and Aging*, 7, 409-418.

Burgio, L. D., Allen-Burge, R., Roth, D.L., Bourgeois, M.S., Dijkstra, K., Gerstle, J., et al.（2001）Come talk with me: improving communication between nursing assistants and nursing home residents during care routines, *Gerontologist*, 41（4）, 449-60.

Boscart, V.M.（2009）A communication intervention for nursing staff in chronic care. Journal of *Advanced Nursing*, 65（9）, 1823-32.

Cranton, P.（1996）Professional development as transformative learning: New perspectives for teachers of adults. Hoboken, NJ: Wiley.

Clark, M. J.（1985）The development of research in interpersonal skills in nursing. In Interpersonal Skills in Nursing（Kagan C. ed.）Croom Helm, Dover, New Hampshire, 9-21.

Drew, P. and Heritage, J.（1992）Analyzing talk at work: an introduction. In P. Drew and J. Heritage（Eds.）, Talk at Work: Interaction in Institutional Settings, 3-65.

Gibb, H., O'Brien, B.（1990）Jokes and reassurances are not enough: ways in which nurses relate though conversation with elderly clients. *Journal of Advanced Nursing, 15*, 1389-1401.

Hummert, L. M., Ryan, B. E.（1996）Toward Understanding Variations in Patronizing Talk Addressed to Older Adults: Psycholinguistic Features of Care and Control, *Internatinal Journal of Psycholinguistics*, 12（2）, 149-169.

Hewison, A.（1995）Nurses' power in interactions with patients, *Journal of Advanced*

引 用 文 献

Nursing, 21, 75-82.

Kaakinen, J. R.（1992）Living with Silence. *The Gerontologist*, 32（2）, 258-264.

Kemper, S.（1994）Elderspeak; speech accommodations to older adults, *Aging and Cognition*, 1（1）, 017-028.

Kitamura, T., Fukaya, Y., Koyama, S., et al.（2011）Change in speaking time of elderly people who require facility care when social communication from staff increased in Japan. *USM International Conference*, 51-57.

厚生労働省老健局.（2012）指定介護療養型医療施設の人員等に関する基準を定める条例，条例第 75 号.

厚生労働省老健局.（2017）平均寿命と健康寿命をみる.

http://www.mhlw.go.jp/bunya/kenkou/dl/chiiki-gyousei_03_02.pdf

Liukkonen, A.（1995）Life in a nursing home for the frail elderly, *Clinical Nursing Research*, 4, 359-373.

McCabe, C.（2004）Nurse-patient communication: an exploration of patients' experiences. *Journal of Clinical Nursing*, 13, 41-49.

Nolan, M., Grant, G., Nolan, J.（1995）Busy doing nothing: activity and interaction levels amongst differing populations of elderly patients. *Journal of Advanced Nursing*, 22, 528-538.

Nussbaum, J. F.（1991）Communication, language and the institutionalized elderly, *Aging and Society*, 11, 149-165.

Nussbaum, J. F.（1993）. The Communicative impact of institutionalization for the elderly: The admissions process. *Journal of Aging Studies*, 7, 237-246.

内閣府.（2017）平成 27 年版高齢社会白書（全体版）.

http://www8.cao.go.jp/kourei/whitepaper/w-2015/zenbun/27pdf_index.html

Fukaya, Y., Suzuki, K., Shitita, K.（2004）Predictors and correlates of the frequency and the Length of Verbal communications between nursing staff and elderly residents in geriatric care facilities. *Japan Journal of Nursing Science*. 1. 107-115.

Fukaya, Y., Koyama, S., Kimura, Y., Kitamura, T.（2009）Education to promote verbal communication by caregivers in geriatric care facilities. *Japan Journal of Nursing Science*, 6, 91-103.

Fukaya, Y., Kitamura, T., Koyama, S., Yamakuma, K., Sato, S.（2016）Analysis of Utterances by Older Persons in 'Life-Worldly' Communication with Caregivers in

第 3 章　要介護高齢者とケア提供者とのコミュニケーション

Japan, *Journal of Nursing and Care*, 5(5).

https://www.omicsgroup.org/journals/analysis-of-utterances-by-older-persons-in-39
lifeworldly39-communication-with-caregivers-in-japan-2167-1168-1000367.pdf

Psathas, G. (1995) Conversation analysis: The study of talk-in-interaction. Thousand
Oaks, CA: Sage Publications. Cranton.

Roth, L., Stevens, A.B., Burgio, L.D., Burgio, K.L. (2002). Timed-event Sequential
analysis of agitation in nursing home residents during personal care interactions with
nursing assistants. *Journal of Gerontology, 57B*, 461-468.

Sacks, H., Schegloff, E. A. and Jefferson, G. (1974) The simplest systematic for the
organization of turn-taking for conversation. *Language*, 50, 696-735.

サックス，H., シェグロフ，E. A. and ジェファーソン，G. (1974 = 2010),「会話のた
めの順番交替の組織―もっとも単純な体系的記述」, (西阪仰訳)『会話分析基本
論集』(世界思想社) (Sacks, H, Schegloff, E. and Jefferson, G. "A simplest
systematics for the organization of turn-taking for conversation," *Language*, 50(4),
696-735.

Williams, K., Kemper, S., Hummert, L.M. (2003) Improving Nursing Home
Communication; an intervention to reduce elderspeak. *The Gerontologist*, 43(2), 242-
247.

Shattell, M. (2004) Nurse–patient interaction: a review of the literature. *Journal of Clinical
Nursing* 13, 714-722.

(深谷安子)

第4章 看護コミュニケーションを相互行為として分析する―タイプⅠとタイプⅡの質的分析

1. はじめに

　本章では、本書第2章の先行研究の検討から示された、看護師・患者間のコミュニケーションの「相互行為」としての性格に焦点を当てながら、実際の看護師・患者間の会話コミュニケーションのデータを利用して、第3章で示した量的分析で見い出された2つの異なるタイプの看護コミュニケーションの質的分析を試みる。

　良質のコミュニケーションなくしては、高齢者患者の多様性に基づく個別のニードに即応した患者中心の看護実践を実現することはできない。看護職が、単なるルーティンの一部としてではなく、ましてやパターナリズムや半強制に陥らず、高齢者患者の個別の精神的・身体的ニードを把握して、患者中心の看護ケアを提供することは、高齢者が表明する顕在的・潜在的な意思や感情を十分にくみ取り、あるいは患者がそれらを表明する機会を十分に提供することによってはじめて可能になる。また、そうした良質のコミュニケーションが、医療・看護ケアが十全に発揮されるための基礎となる、高齢者患者との信頼やラポールを形成することにも大きく貢献する。さらに、コミュニケーションを増やすことがそれ自体、ヘルスケアの増進に寄与する可能性があるだろう（本書第3章参照）。

　第2章で示したように、看護コミュニケーションの先行研究で頻繁に見出されてきたことの一つは、看護師・患者の間には十分なコミュニケーションが欠けているという点であった。そして、コミュニケーションを改善することによって、ケアの質を高める可能性も示唆されていた。しかし他方で、コミュニケーションに対する患者の関与や役割がほとんど無視されており、コミュニケーションの実際のプロセスについてのデータを提供できるような相互行為のパターンやコミュニケーションの流れ（シークエンス）に十分な焦点が当てら

第4章　看護コミュニケーションを相互行為として分析する―タイプⅠとタイプⅡの質的分析

れていなかった。

　そこで本書第3章では、実際の看護場面の録音データの分析に基づいて、看護ケアにおける異なる2つのコミュニケーションのタイプの存在を内容分析によって経験的に浮かび上がらせ、さらに統計学的な方法を用いて量的に分析した。そこで示されたのは、業務関連コミュニケーション（タイプⅠ）と生活世界コミュニケーション（タイプⅡ）という2つのタイプのコミュニケーションである。そして、看護ケアのうえで、生活世界コミュニケーションは、看護ケアにとって必要なコミュニケーションの一部と考えられていなかった。

　本章では、第3章で示された、看護コミュニケーションの内容分析と統計学的検討による知見に依拠しつつ、同時に、第2章で示された、看護コミュニケーションを相互行為として検討するという要請に従って、高齢者看護／介護場面における実際の会話を、エスノメソドロジーとそこから派生した会話分析のアプローチに基づいて質的に分析する。

　この分析を通じて、自律的な発話の産出を制約する業務関連コミュニケーション（タイプⅠ）の特徴と、それと対照的に、高齢者の自律的で自由な発話を促進する生活世界コミュニケーション（タイプⅡ）の諸特徴とを示す。

2. 看護コミュニケーションの「相互行為分析[1]」

2.1　エスノメソドロジーと会話分析

　本章で分析の方法論として採用するのは、社会学における研究アプローチの一つであるエスノメソドロジー（ethonomethodology）と、その研究ポリシーから発展した会話分析（conversation analysis）と呼ばれる方法論である。

　エスノメソドロジーは、20世紀中葉にアメリカの社会学者ハロルド・ガーフィンケル（Harold Garfinkel）が創始したもので、彼は当時の社会学の中心的理論家であるT・パーソンズの社会学や、E・フッサールの哲学的現象学、その

---

[1] これは、社会的相互行為を分析するものであるところから、「相互行為分析（インターラクション・アナリシス）」とも呼ばれるが、第2章で批判的に言及したRouterの「インターラクション・アナリシス・システム」とは別のものである。

58

2. 看護コミュニケーションの「相互行為分析」

考えを社会学に導入したアルフレッド・シュッツ、さらにヴィトゲンシュタインの後期哲学などとの知的格闘の中で、独自の社会学の研究ポリシーを展開した。エスノメソドロジーは、社会の「人々（エスノ）」（この「人々」のなかには、看護師や弁護士などの専門職の人々も含まれる）が、日常的に当たり前に行っている様々な社会的行為や活動を有意味で理解可能なものとして達成する際に用いられている「やり方＝方法（メソッド）」を探求するものである（Garfinkel 1967; Heritage 1992）。このような日常的な諸活動は、通常私たちが自明のこととして行っていることであるので、どのようにそれらの活動を達成しているのか、私たち自身にも気がつきにくい。しかし、それが大変精密で系統的な「方法」で行われていることに、エスノメソドロジー研究は気がつかせてくれるのである[2]。

　会話分析は、エスノメソドロジーを基礎にして、録音や録画データとその詳細な書き起こしの検討を通じて、言語的な相互行為（コミュニケーション）とその中で行われている私たちの行為や活動のもつ秩序やメカニズムを解明しようとするものである。会話分析は、会話を分析対象としているとはいえ、言語それ自体を研究対象とするものではない。社会において私たちが行う行為のやりとりは「相互行為」（言葉によるだけでなく、ジェスチャーや視線や身体の動きによるものも含む）と呼ばれるが、会話分析は、言葉（発話）や会話を通じて行われる人々の相互行為、つまり、「相互行為としての会話」を分析するものである。したがって、「会話分析」という言葉は、一般に会話を分析する様々なやり方を総称するものではなく、固有の方法論を持った特定の研究アプローチのことを指している[3]。

　会話分析は、日常会話の諸組織の研究（例えば、Sacks, Schegloff & Jefferson, 1974）を基礎として、いわゆる制度的相互行為（Drew and Heritage 1992）、とりわけヘルスケア領域のコミュニケーション分析の有効な手法として近年盛んに用いられ、多くの重要な知見が積み重ねられている（例えば、Stivers and Heritage 2001; Maynard and Heritage 2005; Heritage and Maynard 2006）。

---

[2] エスノメソドロジーについての邦語の概説書としては、前田他（2007）や串田・好井（2010）がある。
[3] 会話分析についての邦語の概説書としては、串田他（2017）、高木他（2016）などがある。

第4章　看護コミュニケーションを相互行為として分析する—タイプ I とタイプ II の質的分析

　相互行為（コミュニケーション）は発言の単なる連続ではなく、一定の精密な秩序を備えた有意味な文脈として成立している。相互行為分析はそうした文脈の複雑性を十分に体現しうる詳細さを備えたデータとともに分析を示す。

　また、相互行為分析は、研究者が構成する「外在的」な理論やカテゴリーをデータに当てはめることによってではなく、相互行為の参加者たちの「内在的」な視点から分析をおこなう。その際とりわけ、ある発言の「次」の発言は、先行発言がどのように理解されたかを示すものであるから、連鎖していく行為のやり取りを詳細に分析することで、相互行為の参加者たちが、どのようにして「相互主観性（つまり、意味の共有や相互理解）」を達成しているかを分析できる。以下では、エスノメソドロジーと会話分析に依拠する相互行為の分析を「相互行為分析」とも呼ぶ。

2.2　医師—患者コミュニケーションの相互行為分析

　会話分析は当初日常会話の分析に焦点を合わせたが、その後、いわゆる「制度的場面」での会話コミュニケーションの分析も展開された。その中でも、大きな焦点が当てられたのは、「医師—患者」間の相互行為であった（代表的な文献として、West 1984; Stivers 2007; Heritage and Maynard 2006 など）。

　相互行為分析による研究は、それ以降ヘルスケア領域のより広い範囲に拡大していった。その中には、手術場面、歯科治療、出産場面、救急医療、精神分析、セラピーなども含まれる（Heritage and Maynard 2006 特に序章；西阪他 2008）。

　以下では、相互行為分析を量的研究に結びつけることで、会話のごく小さな違いが大きな効果となることが見出された3つの研究例を紹介しよう[4]。

　「閉じた質問（a closed-end question）」とは「はい／いいえ」で返答できる質問

---

[4] 相互行為分析は、ヘルスコミュニケーションの分析にとどまらず、実際の理学的診断にも有効性が示されている。医学上識別が困難なてんかん発作とてんかんによるものでない発作とを、会話分析の知見からチェックリストを作り、患者が発作を起こした時のことを事後的に語る際に使用して、85％の割合で正しく識別したという知見が、ドイツ、イタリア、中国語話者を対象にするいくつかの論文で明らかになっている。また、関連して、痴呆による記憶喪失とそれ以外の記憶喪失の識別にも同様に有効であることが示されている（Reuber et al. 2009; Plug and Reuber 2009）。

60

であるのに対して、「開いた質問（an open-ended question）」とは、「どのように（how）」、「なにを（what）」、「どこで（where）」、「誰が（who）」などのようなそれ以外の質問形式である。ヘルスケア領域では、患者の声に傾聴するために「開いた質問」を利用することが推奨・教示されている。しかし、このような推奨・教示は、医療従事者たちの経験からの直観的な気づきの集積であって、実際のコミュニケーションの中で、これらの質問が実際に異なる「帰結（アウトカム）」を生じさせるか否かが経験的に検討されたことはなかった。ヘリテッジら（Heritage and Robinson 2006）は、医師が患者と医療面接を始める際のこれらの2種類の質問の違い、つまりたった一言の違いが、アウトカムに大きな違いを生み出すことを見出した。例えば、医師が「今日はどうしました？（What can I do for you today?）」という開かれた質問をすると、患者からより詳細な問題提示を引き出すことができたのに対して、「どこか調子が悪いんですね？（So you're sick today, huh?）」といった閉じた質問は、患者からの問題提示を促さなかったのである。

また、ヘリテッジらは、医師と医療面接をする前に、患者が医師に対して健康上の懸念について尋ねたいと思っている質問の数と種類を患者に尋ねておき、その後の医療面接で実際に医師に対してそれらの質問をすることができたか否かを分析した。その結果、複数の質問事項をもっていた患者に対して、「今回、何か他にも心配な点がありますか？（Is there **something** else you want to address in the visit today?）」という（心配事があることを前提にした）質問は、「今回、他には心配な点はありませんね？（Is there **anything** else you want to address in the visit today?）」という（心配事がないことを前提にした）質問に比べて、患者からより多くの懸念事項について発言を引き出した。この、「何か…ありますか？」と「何も…ありませんね？」というたった一言の違いが、患者からの全く異なった応答を促すとともに、事後アンケート調査によると、患者満足度の大きな違いを生み出していたのである（Heritage et al. 2007）。

さらに、Heritage and Stivers（1999）では、医師が患者の身体を診察することと並行して発言（「オンライン・コメンタリー」。例えば、「えーと、耳のところが少し赤くなっていますね…」）を行うと、診療結果として「問題なし（no problem）」となる場合にも患者からの抵抗（「問題がないはずはないんですが

第 4 章　看護コミュニケーションを相互行為として分析する―タイプⅠとタイプⅡの質的分析

…」）が生じるケースがより少ないことが示された。

　以上のように、相互行為分析は、医師 – 患者間コミュニケーションの研究に大きく貢献してきている。ある研究者によれば、

> 「会話分析［相互行為分析］は、医療関連の教育者、実践家、そして医療ケアと患者や家族との関係の質を向上させたいと願う人々にとって、決定的に重要な研究方法であるということがますます認識されるようになってきた。コミュニケーションの録音とトランスクリプトとが、相互行為連鎖の相互行為上の詳細に焦点を当てることを可能にしてくれたことで、精細な行動の変容を比較することも可能となったからである。例えば、医師が患者に不安や関心を表現するよう促すやり方を少し変えるだけで、患者のコトバを傾聴したいという医師の気持ちが患者によりよく伝わるようになるのである。」（Gill and Roberts 2014: 589）

　以上のように、相互行為分析は、ヘルスケアの場面におけるコミュニケーションの分析に大きな力を発揮してきた。しかし、これまで分析対象とされたのは圧倒的に医師 – 患者間の相互行為が多かった。看護師 – 患者コミュニケーションを対象とする相互行為分析は、ごく少数にとどまる。

2.3　看護コミュニケーションの相互行為分析

　相互行為分析による看護コミュニケーションの初期の研究として、Heritage and Sefi（1992）がある。本論文は、英国の訪問看護サービスにおいて、看護師による助言提供と助言が受容（拒否）されるプロセスについて考察したものである。この研究の重要性は、看護師の母親に対する助言提供の連鎖分析を行うことによって看護師が助言提供においてどのような発言と行為を行っているかを検討するばかりでなく、その助言に対する母親側の応答の諸側面（母親の助言への抵抗の形式とメカニズム）について詳細な分析をした点、つまり、看護コミュニケーションを徹頭徹尾「相互行為」として分析した点にある。

　こうした看護コミュニケーションの相互行為分析は、Collins et al.（2007＝2011）に所収された最近の諸研究の中にも引き継がれている。この研究は、看

護師・患者コミュニケーションに関して、「患者参加」の理念が実際にどのように相互行為の中に実現されているか（いないか）を、会話分析の手法とそのほかの質的分析の手法とを組み合わせることによって検討したものである。また、Mayor and Bietti（2017）は、経験的なデータに即して精密かつ体系的に分析できる相互行為分析の手法が看護コミュニケーションの研究やケアの実践において重要な価値を有するものであるとしている。

　以上のような若干の先行研究はあるものの、看護コミュニケーションを相互行為として分析する研究は今だにごくわずかにすぎない。

　以下では、第3章における研究に依拠しつつ、こうした方向での分析を試みる。

3. 「タイプⅠ」と「タイプⅡ」コミュニケーションの相互行為分析

　本書第3章では、看護ケアにおける2つの異なるコミュニケーションの存在を内容分析によって経験的に浮かび上がらせ、さらに統計学的な方法を用いて分析した。そこで示されたのは、看護ケアの業務関連コミュニケーション（タイプⅠ）と生活世界コミュニケーション（タイプⅡ）という2つのコミュニケーションの形式である[5]。以下では、相互行為分析を用いて、特に高齢者看護・介護の場面におけるコミュニケーションのデータの検討から、この2つの異なる看護コミュニケーションの特徴を描き出すことを通じて、どのような意味において「タイプⅡ」が高齢者患者の主体的なコミュニケーションを促進する相互行為であるのに対して「タイプⅠ」がコミュニケーションを阻害する相互行為であるかを示す。

3.1　コミュニケーションを制約する相互行為の諸特徴[6]——「タイプⅠ」

　老人保健施設などに入居の高齢者は、食事、排せつ、入浴などの日常生活遂

---

[5]「タイプⅠ」と「タイプⅡ」の区別については、本書第3章を参照。

第4章　看護コミュニケーションを相互行為として分析する―タイプⅠとタイプⅡの質的分析

行に援助が必要な高齢者である。こうした場面で看護／介護スタッフが行う声かけ（発話）の多くは、こうした援助に伴う声かけであり、高齢者自身が生活上の活動が実施できるよう支援するものである。こうした看護／介護業務に志向したスタッフの発話は、以下のような、頻繁に観察されるコミュニケーションの形式を生み出していく。

　抜粋1は、そのようなコミュニケーション場面からとられたもので、スタッフが高齢者の身体を清浄する入浴介助場面である。1行目で、スタッフは、高齢者の頭からお湯をかけるという介助行動を行った後で、高齢者にかゆいところがないかどうかを尋ねている。

（抜粋1[7]）入浴場面の会話
1　スタッフ：じゃあ　頭ね：。お湯かけま：す。（　　）
　　（12.0）（（お湯の音））
2　スタッフ：＊＊さん　かいいとこないですか：。
3　高齢者　：だいじょうぶ：：。
4　スタッフ：だいじょうぶ：？
5　高齢者　：背中だけで。
6　スタッフ：背中だけで。

　1行目のスタッフの「お湯かけま：す」という声かけと、頭にお湯をかける行為に続いて、スタッフは頭にかゆいところがないかどうかを尋ねる。高齢者は「だいじょうぶ：：」と、問題なしとの同調的な返答を返す。スタッフによる確認の求め（「だいじょうぶ？」）に対して、高齢者は「背中だけで」、つまり頭にはかゆいところが無い、という返答を行う。

　この抜粋で、高齢者の発話は、スタッフにより他者選択（先行発話者により次話者として選択されること）された発話順番で行われている。高齢者の自己

---

[6] 以下で示すデータとその分析は、Fukaya et al.（2016）及び、Kitamura et al.（2011）で示したものに一部依拠する。データの詳細についてはこれらを参照。
[7] 抜粋のなかの記号については、本章末尾の「付録：トランスクリプトに用いられる記号」を参照。

3. 「タイプⅠ」と「タイプⅡ」コミュニケーションの相互行為分析

選択（自己を次の話者として選択すること）による発話は生じていない。また、高齢者の発話は、ごく短い発話から成っており、スタッフの質問に対する隣接ペア[8]の第2成分（つまり、返答）として産出されている。隣接ペアの第1成分は、「第1の位置」として、発言連鎖のトピック設定を行うことができる。このことによって、会話のトピックはその都度スタッフによって提起され、高齢者はその質問の枠内で応答する義務を負うことになる。その意味で、会話のやりとりの主導権はスタッフに存し、患者主導の発語や活動に対しては制約的な文脈として組み立てられているといえる。また、高齢者の発話は、スタッフの質問や確認の求めに対する同調的な応答である。私たちのデータでは、高齢者の非同調はまれにしか見られない。

　ここでスタッフによって選択された会話のトピックは、入浴介助というこの場面でのケア業務課題に直接結びついたものである。スタッフは、特定の業務課題に焦点化され、直接その課題の実施に志向したトピックに関わる発言を行い、それに対して、高齢者は同調的な発言を行う（あるいは、同調に当たる行為を行う）のみである。ここでは、スタッフの発話は業務課題にのみ限定されており、スタッフと高齢者の双方の発話（コミュニケーション）は最小限のもので、高齢者の主体的な発言や活動が行われる余地はほとんど与えられていない。

　次の抜粋2は、別の高齢者の入浴場面からのものである。ここでも、高齢者とスタッフのコミュニケーションには、以上と同様の特徴が見いだされる。

（抜粋2）入浴場面の会話

1　スタッフ：座りましょうか？

2　高齢者　：はい

3　スタッフ：座ってね、顔を洗いましょう。

4　高齢者　：（　　）

---

[8]「質問－返答」、「挨拶－挨拶」、「提案－受諾／拒絶」といったように、ペアになった2つの発話のこと。第1の成分が発話されると、第2の成分の産出が強く期待される（例えば、質問の次にはその質問への返答が来ることが強く期待される）ように、強い規範的関係で結びついている。

第４章　看護コミュニケーションを相互行為として分析する―タイプⅠとタイプⅡの質的分析

> 5　スタッフ：は∷い、石鹸つける？　もらう？　少しもらう？
> 6　高齢者　：（　）
> 7　スタッフ：はい、じゃあ少し　どうぞ。
> 8　高齢者　：（　）

　スタッフの１行目（「座りましょうか？」）の発話は「はい／いいえ」で返答すべき質問形式をとりながら、座ることの提案をおこなっている。２行目で高齢者はその提案に同意を与える（「はい」）。

　３行目ではスタッフから座って顔を洗うことが提案される（隣接ペアの第１成分）。４行目は聞き取り困難であるが、５行目のスタッフの発話を考慮すれば、４行目の位置では、高齢者が、隣接ペアの第２成分に相当する行為（椅子に座る）を行っていると考えられる。５行目ではスタッフは高齢者に石鹸をつけるかどうかを確認するのに対して、６行目の高齢者の発言は不分明である。しかし、７行目でスタッフが石鹸の提供を行っている（「はい、じゃあ少し　どうぞ」）ことから考えると、６行目で高齢者は、５行目のスタッフからの確認の求めに対して同意したと理解できる[9]。そして、スタッフからの石鹸の提供（「はい、じゃあ少し　どうぞ」）に対して、高齢者は８行目で石鹸をもらっていると理解される。

　この抜粋において、スタッフによる質問ないし確認の求め（「石鹸つける？」）、提案（「座りましょうか？」）、提供（「じゃあ少しどうぞ」）、などの隣接ペアの第１成分に対して、高齢者は即座に同調的に応答（「はい」）を行ったり、期待される行為を遂行したりしている（椅子に座る、顔を洗う）。抜粋２の会話も、抜粋１と同様に、スタッフによる発話順番の自己選択により開始され、

---

[9] ５行目のスタッフの、「は∷い」に続く３つの質問形式の発話（「石鹸つける？　もらう？　少しもらう？」）における発話デザイン（発言の組みたて）の変化は注目に値する。「石鹸つける？」というデザインでは、（石鹸を）「つける」行為主体はスタッフであるのに対して、（石鹸を）「もらう」「少しもらう」という発言は、高齢者を（要求）行為の主体として描きだしている。つまり、ここでは、スタッフ側の「提供申し出」から、高齢者の「要求」へと、発話デザインが変更されることによって、高齢者は行為主体へと段階的に変容している。それに呼応して、７行目の「はい、じゃあ少し　どうぞ」というスタッフの発話は、高齢者からの（石鹸の）要求に対して、それを受諾して（石鹸の）提供を行っているものとして描き出されている。

66

3.「タイプⅠ」と「タイプⅡ」コミュニケーションの相互行為分析

高齢者はスタッフの先行する発話によって次の発話者として他者選択されている。つまり、スタッフによる隣接ペアの第1成分（提案、確認、提供などの行為）の産出に対して、高齢者が第2成分として、同意の発話を行ったり（「はい」）、あるいは、第2成分に当たる応答行為（石鹸の受け取り行為）を行う、という連鎖の連続がみられる。このようにスタッフの発話によって高齢者が次の発話者として他者選択され、会話のトピックはその都度スタッフによって提起され、高齢者はその質問の枠内で応答する義務を負うことになるという点で、会話のやりとりの主導権はスタッフに存し、患者の自主的・主体的な活動に対しては制約的な状況が生み出されている。

　このように、日常生活行動の援助場面における会話は、頻繁に隣接ペアの連続からなっている。これをもう一つの抜粋から見てみよう。以下は、入浴後の会話である。

（抜粋3）入浴後の会話

1　スタッフ：耳の掃除終わったですか？

2　高齢者　：まだです。

3　スタッフ：まだ？　できます？　自分で？

4　高齢者　：できます。

5　スタッフ：はい、一本？　二本？

6　高齢者　：一本で。

7　スタッフ：一本で大丈夫？　ここにおいとくね。

8　高齢者　：（　）

9　（（スタッフ立ち去る））

　1行目でスタッフは耳掃除作業が終わったか否かを「はい／いいえ」の返答を求める質問形式で尋ね（「耳の掃除終わったですか？」）と、高齢者はまだ終わっていないことを告げる（「まだです」）。3行目のスタッフの発話は、耳掃除がまだなされていないことを前提に、それを自分で行えるか否かを再度「はい／いいえ」質問の形式で尋ね（「できます？　自分で？」）、それに対して高齢者が肯定的な返答を返す（「できます」）。5行目でスタッフは、耳かき棒の必要

67

第4章　看護コミュニケーションを相互行為として分析する―タイプⅠとタイプⅡの質的分析

本数を尋ね（「一本？　二本？」）、高齢者は短い返答を行う（「一本で」）。7行目でスタッフは6行目の返答を確認（「一本で大丈夫？」）したのち、耳かき棒を一本そこに置いておくことの確認を求める（「ここにおいとくね」）。高齢者の8行目の発話は聞き取れないが、その直後にスタッフは立ち去ることによって、スタッフによる確認の求めに対して高齢者が確認を付与したものとして扱っている。つまり、高齢者が同調的な応答をしたものとして扱われている。

　この抜粋の中では、耳掃除の遂行を直接に要求したり提案したりする発話は行われていない。しかし、1－2行目では耳掃除の活動が終結したか否かの確認を求め、3－4行目ではその活動を自分で行う能力の可否を尋ね、さらに、5－6行目ではその活動にとって必要な道具の数を尋ね、7－8行目ではその道具を高齢者の近傍に置いておくことの確認を求めている。この4つの隣接ペアの第1成分は、それ自体が耳掃除遂行の明示的な要求や提案としては組み立てられていないものの、活動の遂行の要求に「先行する」ものとして聞くことができる。つまり、ここでは、直接には耳掃除遂行の要求が行われることなしに、耳掃除という日常生活活動の遂行の非明示的な促しが、4つの隣接ペアの第1成分によって行われている。

　この抜粋3でも、スタッフと高齢者との会話は、高齢者の日常活動の遂行に強く志向して、スタッフの短い第1成分の産出と高齢者の短い第2成分の産出（発話及び行為遂行）の連鎖の連続によって成立している。そして、高齢者の発話はスタッフの発話タイプに制約された最小限の応答となっている（「まだです」「できます」「一本で」など）。

　以上の3つの会話抜粋の分析を要約すれば、業務志向的な高齢者看護コミュニケーション（タイプⅠ）の特徴は、次のようなものである。

　このコミュニケーションは、主として、スタッフによる日常活動への促し（質問、提案、提供、など）と高齢者による同調的な応答、という連鎖組織からなるものである。そこでは、高齢者の発話は、スタッフの短いケア業務に志向した発話によって他者選択された発話順番での同調的な応答であり、会話のトピックはスタッフが提起するケア業務課題に限定され、高齢者の発話もごく短いものとなっていた。また、スタッフの発話に対して隣接ペアの第2成分が産出されない場合にも、スタッフによって同調的応答として扱われる。そして会

68

３. 「タイプⅠ」と「タイプⅡ」コミュニケーションの相互行為分析

話の主導権は常にスタッフに存し、高齢者の自己選択による自律発話は、殆ど産出されない。つまり、スタッフと高齢者の自由な発話の展開は制約され、最小限となる相互行為なのである。

3.2 コミュニケーションを促進する相互行為の諸特徴—「タイプⅡ」

　以上と対照的に、看護師－高齢者コミュニケーションが拡張的・促進的になっている相互行為の例を検討してみよう。ここでは、コミュニケーションは、ケア業務課題に限定されず、心理状況、生活体験、個人史、身の回りの気づきからのトピック、などの生活世界的な話題に関わるものである。さまざまな社会的なトピックが展開される。これは、看護師が会話を主導するばかりではなく、高齢者が「第１ポジション」をとることによって、会話の展開に大きく貢献するような相互行為の文脈である。次の抜粋４は、その一例である。

（抜粋４）入浴場面の会話
1　スタッフ：里芋はまだですか＝
2　高齢者　：＝これからです。
3　　　　　　（0.4）
4　スタッフ：ん：：
5　　　　　　（0.4）
6　高齢者　：今年はできたか<u>なあ</u>と思って
7　スタッフ：huhuhuhuhu
8　高齢者　：雨がよく降ったから。
9　スタッフ：そうだね：：雨降ったもんねえ：：。
10　高齢者　：うちの息子は今ね、キノコ採りに夢中＝
11　スタッフ：＝ ahahahahahaha　キhノhコhかあhh：：
12　高齢者　：キノコを採りに＝
13　スタッフ：＝ああそうなの、もう遅いんじゃないですか？
14　高齢者　：えっ？
15　スタッフ：今時期なの？　丁度いいんですか　今？

69

第4章　看護コミュニケーションを相互行為として分析する―タイプⅠとタイプⅡの質的分析

16	高齢者　：今　丁度いい時期です。
17	スタッフ：んん：hahaha
18	高齢者　：鎌を置いてきちゃったんで、
19	スタッフ：え：？
20	高齢者　：鎌をね：、
21	スタッフ：ん：
22	高齢者　：鎌をねえ、山へ置いてっちゃてんです。
23	スタッフ：ん：キノコに詳しいですか息子さんは
24	高齢者　：本を買って読んでるの
25	スタッフ：あそ：う。へえ：
26	高齢者　：詳しくはないですけど：：本を買ってきてね [＝
27	スタッフ：　　　　　　　　　　　　　　　[んん
28	高齢者　：＝昔から私のとこの方に（　　）キノコがあるんです。
29	スタッフ：へえ
30	高齢者　：そのキノコを採ってきてね：佃煮にしたり、おそばのつゆに
31	したり、美味しいですよ、とっても。
32	スタッフ：へえ
33	スタッフ：ちょっと流しますね、目を閉じててください。

　スタッフが1行目で、「里芋はまだですか＝」と質問形式をとって「里芋」のトピックを提出する。この「里芋はまだですか」という質問は、高齢者がそのトピックについて知識が有ることを前提としている。つまり、このトピックは、トピックを提示したスタッフ自身が展開するものとしてではなく、受け手である高齢者が語るべきトピックとして利用できるように提示されているのである。これに対して、この質問に対する2行目の高齢者の発話（「＝これからです」）には、スタッフのその前提（高齢者にその知識があり、その高齢者が語るべきトピックである）を適切なものとする理解が示されているといえる。次に、スタッフは「ん：：」と継続子を産出することで自分が次の発話順番を取らず、聴き手となり続けていることを示す。

　6行目で高齢者は、「今年はできたかなあと思って」と2行目で開始された発

70

3.「タイプⅠ」と「タイプⅡ」コミュニケーションの相互行為分析

話順番を継続する。これに対して、スタッフは笑う（「huhuhuhuhu」）ことで、自分が発話順番を取らないことを再度表示すると、高齢者は「雨がよく降ったから」（8行目）と、自分の発話順番をさらに継続させる。スタッフはそれに対して強い同調を表示する（「そうだね：：雨降ったもんねえ：：」）。そして、高齢者が、関連する息子のキノコ採りのトピックを提示すると、スタッフは、高齢者の発話に対して、強い関心を表示する発話（「ahahahahahaha　キノコhこhかあhh：：」）を産出する。この強い関心表示は、スタッフを、「質問者」（1行目）の立場から「聴き手」の立場へと変容させる（逆に言えば、高齢者を「（質問の）返答者」の立場から「（ストーリーの）語り手」の立場に変換させる）。その後、高齢者は、「語り手」として、里芋のトピックに関連する「キノコ採り」のトピックを自ら提示（「うちの息子は今ね、キノコ採りに夢中＝」）する「自律発話」を展開する。また、この過程で、スタッフは、「聞き手」として、そのテーマに関する質問（「キノコに詳しいですか息子さんは」「今時期なの？　丁度いいんですか　今？」など）を行う。スタッフの質問（隣接ペアの第1成分）により、高齢者はその質問に対して応答（第2成分）を産出することが適切となるから、高齢者の発話がさらに展開する条件が与えられる（実際、このトピックについてのやりとりは、32行目まで拡張されていった）。

　12行目で、高齢者がキノコ採りのトピックを展開し始めると、13行目でスタッフはこのトピックについて質問を行う（「＝ああそうなの、もう遅いんじゃないですか？」）。14行目の高齢者の聞き返しに応じて、スタッフは15行目でその質問を別の質問に言い換える（「今時期なの？　丁度いいんですか　今？」）と、高齢者は「今　丁度いい時期です。」と返答を行う。18行目で、高齢者はこのトピックで、更に発話順番を自己選択して（「鎌を置いてきちゃったんで、」）トピックを展開する。更に23行目で、スタッフはこのトピックについて別の質問を行う（「キノコに詳しいですか息子さんは」）と、高齢者は24、26行目でその質問に返答する（「本を買って読んでるの」「詳しくはないですけど：：本を買ってきてね」）が、さらに28、30行目で、高齢者は、発話順番を自己選択してこのトピックを展開していく。

　1行目でのスタッフによる「里芋」のトピックの提供は、高齢者に対する質問形式をとっており、「（里芋についての）知識の無い者」としてのスタッフが「知

第4章　看護コミュニケーションを相互行為として分析する―タイプⅠとタイプⅡの質的分析

識のある者」としての高齢者に尋ねる形となっている。スタッフは、その質問の受け手である高齢者に対してトピックを利用可能なものにして、受け手である高齢者がそれについて知識と権威のある話し手となるようなトピックとして提供している。高齢者は、スタッフによる質問の形式を取ったトピック提供によって、隣接ペアの第2成分としての返答発話をする機会が与えられる。しかし、同時に、受け手（高齢者）が語るべき知識と権利を持ったものとして提供されたトピックについて、発話順番を自己選択して拡張的に語る機会をも与えられることになる。つまり、高齢者は、自己選択（つまり、「自律発話」として聞きうる発話）して、このトピック提供の機会を発言の資源として利用することによって、スタッフによる質問に対する返答の範囲を超える（つまりここでは、「はい／いいえ」の返答を超える）応答を展開させて行くことが可能となっている。

　トピックの提供による自律発話の展開の機会は、上記の抜粋4に見られるように、高齢者によるそのトピックに関する発話の展開を促すような、スタッフによる質問の産出（「キノコに詳しいですか息子さんは」「今時期なの？　丁度いいんですか　今？」など）、傾聴や同意や強い関心を表示する発話（「ahahahahahaha　キハノhコhかあ hh：：」、「そうだね：：雨降ったもんねえ：：」、「あそ：う。へえ：」）などによって支えられている。

　こうした発話拡張の機会が高齢者にとって利用可能なのは、スタッフが提案する特定のトピックが、高齢者がそのトピックを展開する権威的な話者となりうるような、高齢者の生活世界に関連するものであるからであるだろう。

　このように、抜粋4のコミュニケーションの形式（タイプⅡ）では、高齢者の発話が大きく拡張されていた。そこには、いくつかのコミュニケーション上の特徴が見いだされた。つまり、①トピックに関する会話者間の知識配分（そのトピックについて、高齢者には知識がありスタッフにはない）に依拠して、特定のトピック（「里芋」）が高齢者が語るべきトピックとしてスタッフにより提供され、②相槌や笑いの使用によりスタッフ自身はそのトピックを展開しないことをその発話の中で表示し、③強い関心の表明により高齢者は「語り手」として扱われること、である。こうしたコミュニケーションの文脈は、「タイプⅠ」コミュニケーションとは対照的であり、そこでは高齢者の発話が展開され、

72

3. 「タイプⅠ」と「タイプⅡ」コミュニケーションの相互行為分析

スタッフに対する返答（つまり他者選択された応答）の発話と共に、高齢者自身による「自発的な発話」（つまり、自己選択された発話）が行われていた。

　次の抜粋5は、二人のスタッフと、車いすで移動中の高齢者との会話である。ここでも抜粋4と同様に、スタッフによって質問の形式で生活世界のトピックが提出されている。しかし、抜粋5では、高齢者の返答に対して、同意や同調ではなく非同意を示すことによって、高齢者が自律発話を展開する機会が与えられている点が特徴的である。

（抜粋5）車いすでの移動中の会話

1　高齢者　　：あれは何だね。

2　スタッフ1：あれカニ。

3　患者　　　：9000円て書いてあったからね。

4　スタッフ1：お正月が近いから＝もうカニだよ。

5　患者　　　：そうか：：。

6　スタッフ1：うん。

7　スタッフ1：一緒に食べるけど＝高いよね？ huhuhuhu

8　患者　　　：そう。

9　スタッフ2：何が？

10　スタッフ1：カニ huhuhu

11　スタッフ1：好き？

12　スタッフ2：好き、大好き。

13　患者　　　：そう。

14　スタッフ1：え、エビとどっち好き？

15　患者　　　：エビの方がいい [ね：

16　スタッフ1：　　　　　　　　[え：：：カニの方がいい：huhuhuhuhu

17　スタッフ2：　　　　　　　　　[（　　　）

18　スタッフ1：カニの方がおいしいよ。[ね：：？　う：：ん。

19　スタッフ2：　　　　　　　　　　　　[ね：：。高いけどね。

20　患者　　　：だって子供がとってきてくれるんだもの

21　スタッフ2：え：：、カニ？

73

第4章　看護コミュニケーションを相互行為として分析する—タイプⅠとタイプⅡの質的分析

22	患者	：川から。
23	患者	：ん？
24	スタッフ1	：え、失礼 [h じゃ h な：：い h。
25	スタッフ2	：　　　　　　　[hahahahaha：
26	スタッフ1	：＊＊さん、それは毛ガニで
27	スタッフ1	：川から取るって沢ガニ？
28	スタッフ2	：あの毛が一杯生えてるカニでしょ？藻くずガニっていって。
29	患者	：うん。
30	スタッフ2	：このー　こんのぐらいの　あ、次三階お願いします。
31	スタッフ2	：でもさ、カニっておかずにならないからね。
32	患者	：ん、別にね、ほう [して食べるわけ [じゃないんだけどね [
33	スタッフ2	：　　　　　　　　[ねっ　　　　[そ：：う　　　　[　　　　　ん：：
34	患者	：子供が取ってきてくれるとね [やっぱり　で：う：　でね 　おばあさんが
35	スタッフ2	：　　　　　　　　　　　　　[うん
36	患者	：好きなんですよ：[。だからほいで一生懸命、ね [、
37	スタッフ2	：　　　　　　　[うん。　　　　　　　　　[う：：ん

　高齢者の「気づき」からの質問（「あれは何だね」）に、スタッフは「カニ」
と返答しつつ、さらにそれを現在の季節の話題へと結びつけて定式化する（「お
正月が近いから＝もうカニだよ」）。ここから、カニ関連の話題が展開してい
く。7行目でスタッフは、高齢者の3行目の発言に含意された高齢者の推論
（カニは高価）を明示的に定式化して、患者に確認を求める（「一緒に食べるけ
ど＝高いよね？」）。

　スタッフ1は高齢者に、隣接ペアの第1成分となる質問（「エビとどっち好
き？」）を行うことで、生活世界的なトピックを「好み」の問題として、つまり
高齢者の好みについて高齢者自身が語るべきトピックとして質問形式で提示す
る。これに対して、高齢者は15行目で第2成分となる返答を行う（「エビの方
がいい [ね：」）。この返答に対して、スタッフ1は、同調や同意ではなく、強

い非同意を示す（「え：：：カニの方がいい：huhuhuhuhu」）。この非同意は、患者が 15 行目で産出した隣接ペアの第 2 成分に向けられたものであり、この隣接ペアの後続拡張となるものである。この位置に「そうだよね」といった同意が行われれば、この隣接ペアのシークエンス（質問－返答）を終結させるものとして聞きうるだろう。それに対して、ここでは、非同意が産出されている。同意が連鎖を終結させるのに対して、非同意は連鎖を拡張させる。なぜなら、非同意に対しては、正当化や理由付けが求められ、発話の連鎖は、その分だけ拡張されうるからである。実際に、この抜粋では、高齢者は、自分の返答について非同意されたことで、自分がエビのほうが好きであることの理由を展開する機会が与えられている（「だって子供がとってきてくれるんだもの」）。また、スタッフの非同意には笑いが伴っており、そのことで非同意は緩和されたものとして聞かれるから、非同意の持つ敵対的な性格は和らげられ、真剣な非同意への面子をつぶす働きは取り除かれた形式で、患者による会話の展開を促進することになる。

　以上のように、スタッフの生活世界的なトピック提供によって、高齢者は返答を行う機会と共に、発話順番を自己選択して、そのトピックについて更に自律発話を展開する機会も与えられている。このトピックの展開を支え、更に促進するものは、スタッフの側の強い同意や関心や傾聴を表示する発話である場合（抜粋 4）もあるし、反対に、スタッフの軽減された非同意による場合（抜粋 5）もある。

　抜粋 4・5 が示しているように、スタッフによるトピック提供の発話は短いものであったとしても、その生活世界的なトピック（タイプⅡ）を展開する機会が高齢者には与えられていた。このような文脈では、スタッフによる短い発話も、それに後続する高齢者の拡張された自律発話を生み出す機会となっているのである。

3.3　2 つのコミュニケーション形式の関係

　以上の分析を見ると、「タイプⅠ」の業務関連コミュニケーションと「タイプⅡ」の生活世界コミュニケーションとは全くあいいれないコミュニケーションの形式のように思われるかもしれない。しかし、両者は、高齢者看護コミュニ

第4章　看護コミュニケーションを相互行為として分析する―タイプⅠとタイプⅡの質的分析

ケーションの一瞬一瞬の進行の中に連続的に埋め込まれて出現しうるものなのである。実は、先に検討した抜粋1は、抜粋4の直前に生じた会話だった。2つの抜粋を合わせてもう一度確認してみよう。

（抜粋6）抜粋1と抜粋4の実際のつながり

1　スタッフ：じゃあ　頭ね：。お湯かけま：す。（　　　）

2　　　　　　（12.0）（（お湯の音））

3　スタッフ：＊＊さん　かいいとこないですか：。

4　高齢者　：だいじょうぶ：：。

5　スタッフ：だいじょうぶ：？

6　高齢者　：背中だけで。

7　スタッフ：背中だけで。

8　　　　　　（8.0）

9　スタッフ：里芋はまだですか＝

10　高齢者　：＝これからです。

11　　　　　　（0.4）

12　スタッフ：ん：：

13　　　　　　（0.4）

14　高齢者　：今年はできたかなあと思って

15　スタッフ：huhuhuhuhu

16　高齢者　：雨がよく降ったから。

17　スタッフ：そうだね：：雨降ったもんねえ：：。

18　高齢者　：うちの息子は今ね、キノコ採りに夢中＝

19　スタッフ：＝ahahahahahaha　キｈノｈコｈかあhh：：

20　高齢者　：キノコを採りに＝

21　スタッフ：＝ああそうなの、もう遅いんじゃないです

22　高齢者　：えっ？

23　スタッフ：今時期なの？　丁度いいんですか　今？

24　高齢者　：今　丁度いい時期です。

25　スタッフ：ん：hahaha

76

3. 「タイプⅠ」と「タイプⅡ」コミュニケーションの相互行為分析

26	高齢者	：鎌を置いてきちゃったん<u>で</u>、
27	スタッフ	：え：？
28	高齢者	：鎌をね：、
29	スタッフ	：<u>ん：</u>
30	高齢者	：鎌をねえ、山へ置いてっちゃてんです。
31	スタッフ	：ん：キノコに詳しいですか息子さんは
32	高齢者	：本を買って読んでるの
33	スタッフ	：あそ：う。へえ：
34	高齢者	：詳しくはないですけど：：本を買ってきてね［＝
35	スタッフ	：　　　　　　　　　　　　　　　　　　　［んん
36	高齢者	：＝昔から私のとこの方に（　）キノコがあるんです。
37	スタッフ	：へえ
38	高齢者	：そのキノコを採ってきてね：佃煮にしたり、おそばのつゆ
39		にしたり、美味しいですよ、とっても
40	スタッフ	：へえ
41	スタッフ	：ちょっと流しますね、目を閉じててください。

　抜粋1の冒頭は入浴介護のケア業務の一部として、身体洗浄の援助を行う場面であった。このケア業務に志向した相互行為は8行目の8秒間の沈黙によっていったん途切れる。そして9行目に「里芋はまだですか＝」と、高齢者が語るべきものとしての生活世界的なトピックが提供されることでそのトピックは展開されていくが、41行目でスタッフによる「ちょっと流しますね、目を閉じててください」との発話によって、8行目で停止されていたケア業務に志向した連鎖が再開され、頭を流すというケア業務の相互行為が終結するのである。

　したがって、抜粋6では、ケア業務に志向した相互行為の中に、生活世界的なコミュニケーションが、入れ子式に挿入された形式となっている。この挿入された生活世界コミュニケーション（里芋のトピック）が生み出されたのは、8行目の8秒の沈黙の後、スタッフによる「トピック提供」の発話によるものであった。このように、スタッフによる「トピック提供」は、現在実施中のケア業務活動を中断するものであるにもかかわらず、非常にスムースに当のケア活

77

第 4 章　看護コミュニケーションを相互行為として分析する—タイプ I とタイプ II の質的分析

動の一部のように分かちがたく結びついているように思われる。

4.　考察と結論

　以上の分析結果をまとめてみよう。

　まず、「タイプ I」コミュニケーションの特徴は、次のようなものである。スタッフ−高齢者のコミュニケーションにおいて、スタッフの発話により他者選択された発話順番で高齢者の発話が行われる。それは高齢者の日常活動の遂行の促しに強く志向したものであった。このコミュニケーションは、主として、スタッフによる日常的看護／介助活動への促しと高齢者による同調的な応答、という相互行為からなるものである。そこでは、高齢者の発話の殆どは、スタッフによって他者選択された発話順番での応答に制約されたものであるから、会話のトピックはその都度スタッフによって提起されたケア業務に強く志向したものに限定されて、高齢者はその枠内で応答する義務を負うことになる。その意味で、会話のやりとりの主導権は、スタッフに存し、高齢者患者の発言は制約されたものとなる。このような相互行為の文脈では、高齢者の応答は「はい」あるいは求められる行為をおこなうものであり、高齢者の発話は最小限のものとなり、高齢者の自己選択による発話（「自発発話」）は、殆ど生じなかった。

　次に、「タイプ II」コミュニケーションの特徴は、次のようなものである。高齢者が語るべきものとして生活世界的なトピックがスタッフにより提供されて、高齢者は返答を行う機会と共に、発話順番を自己選択して、そのトピックについて更に自発発話を行う機会が与えられている。さらに、スタッフ側からの強い同意や関心や傾聴を示す発話に支えられた、軽減された非同意などが、高齢者の発話機会の拡張の可能性と自発発話の可能性とを与えていた。つまり、高齢者は、「タイプ II」のこうしたコミュニケーションの文脈において、自己選択して、このトピック提供の機会を利用することによって、スタッフによる質問などの発話に対して、それに対する返答の範囲を超える（つまり同調的な短い返答を超える）応答を展開させたり自発発話を産出したりすることが観察された。

4. 考察と結論

　つまり、看護師－施設高齢者間のコミュニケーションにおいて圧倒的に頻繁に観察される「タイプⅠ」コミュニケーションは、高齢者の自発的・自律的なコミュニケーション上の活動を制約するような相互行為であるのに対して、「タイプⅡ」は、高齢者の自発的な発言や話題の展開を可能とするような、コミュニケーション促進的な相互行為の文脈であることが、会話の詳細なやり取り（連鎖）の構造の中で具体的に示された。同時に、「タイプⅡ」は、「タイプⅠ」とは排他的なものではなく、業務志向的な「タイプⅠ」のなかに生活世界的な「タイプⅡ」コミュニケーションが自然に埋め込まれている状況も観察された。また、「タイプⅡ」が生じる際には、高齢者自身の単独の活動からではなく、施設スタッフの看護師／介護士たちの発言や活動によるコミュニケーションによって支えられながら両者の間で協働的に生み出されていくダイナミズムも垣間見ることができた。

　このような知見の含意の一つは、看護師側からの適切な働きかけによって、「タイプⅡ」コミュニケーションを生み出すことが可能であるということである。第2章でも見たように、多くの看護コミュニケーション研究で、看護・介護スタッフはケア業務遂行のために多忙を極め、それ以外の形でのコミュニケーションの重要性は理念としては熟知しているものの、実際にはケア業務の以外の活動を試みる時間はないと考えている。しかし、本章では、こうしたケア業務関連コミュニケーション（タイプⅠ）のなかに、「タイプⅡ」コミュニケーションを作り出し、埋め込んでいく可能性が示唆された。そしてまた、そうした「タイプⅡ」コミュニケーションを、スタッフの側からの適切な働きかけによって生み出すことも可能であることも示された。これらの知見は、適切なコミュニケーション教育についての介入方法の検討のためにも役立てることができるだろう。

　看護コミュニケーションの現実を解明するとともに、よりよい看護コミュニケーション実践の方法を検討する私たちの研究はまだその緒に就いたばかりである。しかし、本章で試みたような、看護コミュニケーションを「相互行為」として理解し、コミュニケーションの過程を、会話の文脈に即しつつ、当事者の観点から、内在的かつ系統的なやりかたで質的に分析する研究手法は、こうした方向と目的に向けた看護コミュニケーション研究に、大きく貢献すること

第 4 章　看護コミュニケーションを相互行為として分析する―タイプ I とタイプ II の質的分析

ができるだろう。

【付録：トランスクリプトに用いられる記号】

記号	定義
.hh	吸気［h の数は音の相対的長さ］
hh	呼気［h の数は音の相対的長さ］
ほ：：んとに	音の引き伸ばし［コロンの数は引き伸ばしの長さ］
その−	ダッシュは突然の言葉の途切れ（カットオフ）
たくさん	下線は音の強勢、強調
（1.4）	音声の途絶えの秒数
（ほんとに）	聞き取りが不確定な音声
（　　）	聞き取ることができない音声
huhuhu、ahahaha	笑い
だ h か h ら hh	笑いを含む発話
A：うん=	等号は前後の発話が途切れないで密着
B：=だから	
A：ほんどに	言葉は発声されたとおりに書き起こされる

（出所）**Heritage and Maynard 2006 = 2015**

【引用文献】

Collins, S., Britten, N., Ruusuvuori, J. and Thompson, A., eds., 2007, *Patient Participation in Health Care Consultations: Qualitative Perspectives*, Open University Press.［北村隆憲（2011）「会話分析入門」（北村・深谷監訳『患者参加の質的研究―会話分析から見た医療現場のコミュニケーション』医学書院］.

Drew, P. and Heritage, J., eds., 1992, *Talk at Work: Interaction in Institutional Settings*. Cambridge University Press, pp. 3-65.

Fukaya, Y., Kitamura, T., Koyama S., Yamakuma, K., and Sato, S., 2016, "Analysis of utterances by older persons in 'life-worldly' communication with caregivers in Japan,"

引 用 文 献

Journal of Nursing and Care, 5(5).

Garfinkel, H., 1964, *Studies in Ethnomethodology,* Engelewood Cliffs, NJ, Prentice-Hall.

Gill, V. and Roberts, F., 2014, "Conversation analysis in medicine," In J. Sidnell and T. Stivers (eds.) *Handbook of Conversation Analysis.* Oxford, UK: Wiley-Blackwell. 575-592.

Heritage, J. (1991) *Garfinkel and Ethnomethodology,* Polity.

Heritage, J. and Maynard, D.W., eds., 2006, *Communication in Medical Care: Interaction Between Primary Care Physicians and Patients,* Cambridge University Press, Campbridge. (川島他訳『診療場面のコミュニケーション―会話分析からわかること』勁草書房, 2015).

Heritage, J. and Sefi, S., 1992, "Dilemmas of advice: Aspects of the delivery and reception of advice in interactions between health visitors and first time mothers," 359-419. In P. Drew & J. Heritage (Eds). *Talk at Work.* Cambridge: Cambridge University Press.

Heritage, J. and Stivers, T., 1999, "Online commentary in acute medical visits: a method of shaping patient expectations," *Social Science and Medicine,* 49: 1501-17.

Heritage, J. and Robinson, J.D., 2006, "The structure of patients' presenting concerns: Physicians' Opening Questions," *Health Communication,* 19(2), 89-102.

Heritage, J., Robinson, J.D., Elliott, M.N., Beckett, M. and Wilkes, M., 2007, "Reducing patients' unmet concerns in primary care: the difference one word can make," *Journal of General Internal Medicine,* 22(10): 1429-1433.

Kitamura, T. et al., 2011, "Change in speaking time of elderly people who require facility care when social communication from staff increased in Japan". USM International Conference. 51-57.

串田秀也・好井裕明編, 2010, 『エスノメソドロジーを学ぶ人のために』世界思想社.

串田秀也・平本毅・林誠, 2017, 『会話分析入門』勁草書房.

前田泰樹, 水川喜文, 岡田光弘編, 2007, 『ワードマップ　エスノメソドロジー―人びとの実践から学ぶ』新曜社.

Maynard, D. W. and Heritage, J., 2005, "Conversation analysis, doctor-patient interaction and medical communication," *Medical Education* 39: 428-435.

Mayor, E. and Bietti, L., 2017, "Ethnomethodological studies of nurse-patient and nurse-relative interactions: A scoping review," *International Journal of Nursing Studies* 70: 46-57.

第4章　看護コミュニケーションを相互行為として分析する―タイプⅠとタイプⅡの質的分析

西阪仰，高木智世，川島理恵，2008，『女性医療の会話分析』文化書房博文社．

Plug, L., Sharrack, B., Reuber, M., 2009, "Seizure, fit or attack? The use of diagnostic labels by patients with epileptic and non-epileptic seizures," *Applied Linguistics,* 31: 94-114.

Reuber, M., 2009, "The etiology of psychogenic non-epileptic seizures: toward a biopsychosocial model," *Neurologic Clinics 27*: 909-924.

Sacks, Harvey, Emanuel A. Schegloff and Gail Jefferson, 1974, "A simplest systematic for the organization of turn-taing for conversation," *Language*, 50(4): 696-735. (サックス，H., シェグロフ，E. A. and ジェファーソン，G. (1974 = 2010),「会話のための順番交替の組織―もっとも単純な体系的記述」，(西阪仰訳)『会話分析基本論集』世界思想社).

Stivers, T. and Heritage, J., 2001, "Breaking the sequential mold: Answering 'more than the question' during comprehensive history taking," *Text* 21(1/2): 151-185.

高木智世・細田由利・森田笑，2016，『会話分析の基礎』ひつじ書房．

West, Candace, 1984, *Routine Complications: Troubles with Talk between Doctors and Patients*, Bloomington, Indiana University Press.

(北村隆憲)

第 5 章　看護における非言語コミュニケーション およびその計測

1.　は じ め に

　あなたが何らかの理由で、例えば急病となって、病院に向かったとしよう。病院に着き、看護師に「どうなさいましたか？」と聞かれたものの、こちらを見ようとせず、平坦な調子での声かけであったらどのように思うだろうか。逆にあなたが看護師であった場合、患者がこちらから声をかける前から歩き方のぎこちなさや表情を見て、ある程度の見立てができるかもしれない。電話やメールと異なり、我々は対面で相手と接すると、言葉を交わさなくてもメッセージをやりとりすることができる。本章では、このような看護師－患者間の対話場面を念頭においた非言語コミュニケーションに関する記述を行う。まず一般論としての非言語コミュニケーションの研究を俯瞰し、看護に関する非言語コミュニケーションに関する研究事例とその測定手法を紹介する。次に言語・非言語行動を制御する神経構造及びその非侵襲的計測について触れ、最後に今後の展望を記述する。

2.　非言語コミュニケーションの分類とその要素

　非言語コミュニケーションにはどのような意味があるのか。Argyle（1972）によれば、1）対人的な態度や感情の表出、2）言語コミュニケーションの支持もしくはその内容とは相反する意志を表出する、および3）身振り手振りに見られるような言語の代替手段とする、の3点になるものとした（Argyle. 1972）。種々の状況や後述する要素において、この説を指示するか否かを検証するにはどのように調査を進めれば良いだろうか。ここでは第1章に記載された末田・福田によってとりまとめられた分類に準拠する（末田・福田. 2011）。まず、コミュニケーションを言語・非言語に二分する。前者には話し言葉や書き言葉が

第5章　看護における非言語コミュニケーションおよびその計測

図 5-1　コミュニケーションを構成する要素

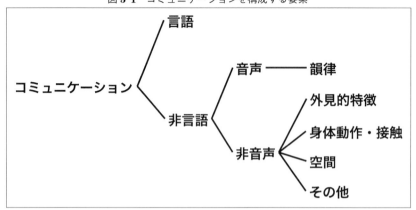

含まれる。非言語コミュニケーションを構成する要素はさらに音声に依存するか否かで二分できる。前者はアクセントやイントネーションなどの韻律が含まれ、非言語音声メッセージと呼ばれる。後者は非言語非音声メッセージと呼ばれ、外見的特徴、身体接触、身体動作、香り、空間、時間といった分類ができる。これらの各要素がどのような変数で記述できるのか、すなわち、時間か、空間か、その両方なのか、その他のものもあるのかといった観点は、分析やそれらを制御する神経機構の理解を深める上で指針になり得る。例えば、音声メッセージは時間を変数にもつ信号と捉えることができるし、外見的特徴は空間（位置）を変数にもつ。香りについては時間の他に化学物質の組成ということになるだろう。本章では医療・看護における非言語コミュニケーションに関する論文などに鑑み、図 5-1 のようにしてこれらの要素の分類を図示した。

　第1章でも記載されているように、コミュニケーションの研究には心理学的、機械論的、シンボリック相互作用論的な観点があり、非言語コミュニケーションに関する先行研究の調査においてもこの分類を念頭におくと見通しがよくなる。心理学的視点では、メッセージは「刺激（S）」と捉えられる。刺激の受け手がどのような反応を起こしたか（R）を観測する。特定の非言語メッセージを提示された後に、印象や感情を質問紙に回答し、対象としている要素の役割の理解や個人の感受性やスキルの評価を行うといったアプローチがこれに含まれる。機械論的視点では、メッセージは「情報」と捉えられる。通信路

2. 非言語コミュニケーションの分類とその要素

を隔ててコミュニケーションの送り手と受け手に分け、受け手は送り手が符号化した情報を読み取るといったモデルであり、今日の情報通信技術を支えるShannon の通信路モデルから着想を得たものである（Shannon. 1948）。符号化された情報は通信路でノイズによって変質を受ける可能性があるとするものだが、非言語コミュニケーションの、特に非言語非音声メッセージに関する研究事例においては、二者の間に共有された符号化表がどの程度あるのかといったアプローチがなされている。シンボリック相互作用論的視点では、メッセージは「シンボル」と解釈される。コミュニケーションの当事者間においてシンボルがどのように意味付けられ、共有されるかを調査する。これらの3つの分類は必ずしも不可分ではない。上記に挙げたいくつかの要素の特性には、3つの分類（分類）へのあてはまりの良し悪しがあるようにみえる。例えば表情に着目すると、P. Ekman の研究にあるように、怒り、嫌悪、恐れ、幸福感、悲しみ、驚きといった感情と表情との関係は文化を問わず普遍性が見出されているが（Ekman. 1971）、言い換えれば、表情に関する機械論的視点における符号化表は先天的に作られている可能性が高いということになる。言語コミュニケーションのみで考えた場合、送信者は話者であり、受信者は聞き手という明確な割り当てができるが、しぐさや姿勢などについては、機械論的視点で考えにくい場合がある。「送信者」が意図せず無意識的に行なっているしぐさや姿勢から、「受信者」が何らかの意図があるものと受け取る場合がある（Bull. 2001）。そのような場合や、ジェスチャーなどのように文化や特定のコミュニティの中で共有されているものを対象とする場合には、シンボリック相互作用論的視点に立って進めた方が良い。

　以上をまとめると、非言語コミュニケーションの役割を紹介するとともに、研究手法の分類および非言語行動の要素を挙げた。各要素については特徴付ける変数（時間、空間など）を考えるという軸、ならびに、どのタイミングで体得するか、すなわち生まれて間もなく身につくものか、文化や特定のコミュニティでの文脈から用いられるものがあるのかという軸が有るということである。

第5章　看護における非言語コミュニケーションおよびその計測

3. 看護における非言語コミュニケーションに関する研究事例

　看護における非言語コミュニケーションにおいては、アセスメントの手がかりとしたり、患者の信頼感・親近感（ラポール）を得るためのスキル向上のための指針を見出したりすることが概ねの動機となっている。第1章で提起された看護に関連するコミュニケーションの分類法にあてはめると、臨床・医療・看護コミュニケーションの枠組みでは前者の動機で研究されているものが多い。患者中心コミュニケーションにおいては、ラポールを構築するための効果的な非言語行動を模索するという研究がなされている。非言語コミュニケーションの要素によっては、看護師を対象とした事例が少ないものもある。その点を踏まえながら、要素ごとに研究事例を俯瞰する。

3.1　非言語音声メッセージ：韻律

　「お元気ですか？」などと声をかける時、多くの人は語尾を上げる。そのような発話に伴うアクセントや抑揚はこのカテゴリに含まれる。声を含めた音声の高低の特徴はスペクトル解析によって行われるが、特定の周波数特性は情動の状態を反映することが示唆されている（Fernald. 1989）。また周波数分布全体を見るのではなく、イントネーションのような、話者の声の高さの変化を観測するのに用いられるのが基本周波数である。また言葉を発しない時間（ポーズ）も非言語音声メッセージとなる。すなわち、言葉がつかえているのか、発話交代なのか、笑いを誘うために間をおいているのか等のように、統語論的特徴や文脈と照らし合わせてその意味が明確になる。シンボリック相互作用的の分析においては、「イントネーション単位」として表記法の整備が進められている。

　看護師が患者に話しかける場面等では、相手についての特性を把握した上で、発話を調整する必要がある。このような手法の体系化は、Giles らがスピーチアコモデーション理論もしくはコミュニケーションアコモデーション理論として取り組んでいる（Giles et al., 1991）。

　実際に看護師を対象にした研究事例は多くはないものの、看護師の話し方が患者に与える影響を調査した事例がある。

3. 看護における非言語コミュニケーションに関する研究事例

患者にとって恩着せがましい口調に聞こえてしまう話し方があること（Ryan et al., 1991）や、やや大げさに抑揚をつけた話し方（over-accommodation）は高齢者にとって理解をうながす（Brown and Draper. 2003）といったものである。いずれにしても、スキルの養成を目的としたものであると言える。

3.2 身体動作（ジェスチャー）と接触

ここからは非言語非音声メッセージとして分類される要素をとりあげることになる。まずはジェスチャーを取り上げる。ジェスチャーが対話における相互行為を通じてどのように形成されているのかについては、音声メッセージには遅れるものの、2000年代から明らかにされてきている（Goodwin. 2009; 細馬. 2009）。書き起こしを行う際は、典型的な一場面を切り取り、顔や身体の向きと互いの対人距離が一目して分かる程度に抽象化して描かれる。視線の配布先は矢印を用いて図示するといった方法が用いられている（例えば、Rhodes et al., 2008）。

看護に関連するコミュニケーションにおけるジェスチャーを対象としては、患者の話を聞いているときのあいづちとしてのうなずきや興味をもって聞いていることを示すための前傾姿勢といった動作が対象となる（Caris-Verhallen et al., 1999）。例えば医師のうなずきや傾聴時の前傾姿勢は患者に信頼関係構築に有効であることを示唆している（Harrigan and Rosenthal. 1983）。腕や上半身の動作に関しては、患者を車椅子からベッドへ移動させる等の業務に関連した動作のスキル評価を行う取り組みが挙げられる（Huang et al., 2014）。

例えば腕を動かし、その手や指先が患者に触れれば、接触行動となる。触れるという能動的な行為とともに感覚受容を行うという意味では、いわゆる五感と呼ばれる特殊感覚とは異なる特異さがある。触覚は胎児となって間もなく発生し、羊水を通じて母体の心拍を感じ取っている。コミュニケーションに関連した事例としては、2人の間で接触行動を通じてどのように感情を伝えるかについて調査した事例がある（Hertenstein et al., 2009）。互いに面識のない2人組に対し、一方が送信者として教示された感情に最もふさわしい接触行動をとり、他方が受信者としてそれを読み取る。送信者に教示されたものと受信者の回答が一致したものを集計した。伝える感情は8種類（怒り、恐怖、幸福、悲

87

第5章　看護における非言語コミュニケーションおよびその計測

しみ、嫌悪、愛情、感謝、共感）とした。

　看護においてはあらゆる場面で患者と接触する。しかも、対象とする患者の特性によって接触の様相は様々である。これまでの研究では、スキルの養成を念頭に、まず接触行動を分類しているものが多い。Routasalo（1999）は、看護における接触に関する研究のレビューを行なっている（Routasalo. 1999）。接触は身体性と癒しのためのものの2つに大別している事例が多い。ただし2つを明確に分けることは難しい。1970年代では身体性をさらに重要なものとそうでないものに分けている。前者は業務に依存したもので、後者は自発的もしくは感情表出に用いられるものとしている。故に、この2つは業務性と表出性（Watson. 1975）、業務性と共感性、手続き性と表出性という名称が使われている。他には4種類（業務性、表出性、癒し、組織性）に分けるものや、5種類（快適、仕事的、結合的、定位的、社会的）もしくは10種類というものあるが、あまり使われていない。高齢者の身体の部位を13箇所に分類し、業務型および感情表出型の接触の頻度や分布を観測した事例も報告されている（Oliver and Redfern. 1991）。鳥谷ら（2002）はがん患者を対象とした接触の分類を行なった（鳥谷ら. 2002）。看護師が病室に訪室してから退室するまでの場面を研究者が観察し、のちに看護者にインタビューを行った。その結果、接触を8タイプに分類した。内訳は処置を目的としたもの、確認のためのもの、安楽のためのもの、安全のため、患者の自立を支援するもの、きっかけづくり、気持ちに触れる、言葉を埋めるといったものである。

　接触の強さや時間的特性はフィルム状の圧力センサを用いて客観的に計測できる。圧力センサを腕に巻くように配置し、接触行動の時空間的特徴と感情の関係を調査した事例もある（Joung and Do. 2011）。看護学生の手のひらに圧力センサを装着した上で、新生児の沐浴技術の評価に適用したものや（今田ら. 2008）、脳性まひ児の体位変換に関する動作を実施し。患者が安心できる触れ具合を定量化した（山口. 2011）。

3.3　空間的要素としての対人位置

　2人の間で会話を行う場合には、相手の発話が聞き取れる程度にある程度の距離を保って行われる。あまり近づきすぎると、威圧感を感じることになる。

3. 看護における非言語コミュニケーションに関する研究事例

このような、対人距離も非言語コミュニケーションを構成する一要素である。

適切な距離をとることは業務を遂行するためだけでなく、信頼関係を得るためにも必要であるが、医師や看護師に関して対人距離を対象とした研究は少ない。医者と患者間の対人距離が年齢によって変化することを示唆する報告がある（Street and Buller. 1988）。臨地実習における患者－学生間の距離の変化を観測した事例（渡邊ら. 2002）では、受け持ち患者と良好にコミュニケーションがとれたと思う場面において、実際の距離と、本当はこの位置でコミュニケーションをとりたかったという「理想の距離」を事後各々申告した。2種類の距離とも、2日目に短縮した。実際の距離と理想的な距離との差は、3日目にほぼ0となった。不安度の調査を日本版状態－特性不安尺度で評定しており、実習期間中の平均点の減少が観測された。精神看護実習における患者－学生間の距離の変化を観測した事例（石田ら. 2004）では、初対面時は約81cm、最終日は65cm程度まで縮まった。また、初対面においては、躁鬱病患者との距離は非定型精神病患者よりも有意に遠かった。

文化的な背景から、適切な対人距離は国ごとに異なることから、看護におけるコミュニケーションにおける適切な対人距離は国ごとに異なる可能性がある。

3.4 外見的特徴

本節では、表情、視線、瞬目（まばたき）を挙げる。

3.4.1 表　情

看護、医療でのコミュニケーションにおいて、表情はアセスメントの手がかりとするか、もしくは患者の緊張をほぐすことや信頼関係を得たりするためのものとする研究で占められる。前者については、様々な痛みと表情との関連についてとりまとめたレビューがある（Williams. 2002）。対象とする痛みを背中の痛み、肩の痛み、医療行為に伴う痛み、その他にした上で、表情を形作る要素をそれらについて呼吸の荒さ、頬を上げる、目を細める、鼻をならすなど16種類に分け、それぞれについて表出の有無、頻度、強弱、時間を変数としてまとめた。

第 5 章　看護における非言語コミュニケーションおよびその計測

　看護師の表情の活用という観点においては、Caris-Verhallen らは Smile と Laugh を対象とした。Smile は親近感の発声としての表出、Laugh はより大きな笑いと定義した（Caris-Verhallen et al., 1999）。

　医師もしくは看護師と患者間のコミュニケーションにおけるジョークの使用に関する調査もなされている（Penson et al., 2005）。

　国内の事例では、薬剤師のマスク着用が患者の信頼関係に与える影響を心理的観点から調査したものがある（岸本ら. 2016）。薬剤師の性別によらず、通常マスク着用よりも透明マスク着用の方が相談に係わる信頼感尺度（安心感）が有意に高値であった。通常のマスクの着用に対する印象は悪い傾向にあること、さらによい印象と信頼感は正の関連性があることが示された。

3.4.2　視　　線

　電話での会話でない限り、人は相手の言葉を耳で聞くと同時に目を見る。視線の役割は心理学的、シンボリック相互作用論的な立場では多く研究されてきた。Kendon（1967）は、シンボリック相互作用論的なアプローチから視線配布の役割に関する知見を得た（Kendon. 1967）。対話場面において、1）話者が聞き手の話者への注視の有無を確認することで、発話継続の判断を行う、2）話者が聞き手の視線配布を確認することで、話題を調整する、逆に 3）聞き手が話者への注視を行い、会話が好ましいものか否かを示唆するといった役割を有することが論じられている。また、Argyle（1972）は心理学的なアプローチから、視線の役割を調査した。それによれば、1）情報の伝達、2）言語コミュニケーションの補助もしくは否定、3）発話ができない場合には言語の代理、といった役割を担うとしている（Argyle. 1972）。互いに視線を相手に向ければ、目が合うことになる。視線交差もしくはアイコンタクトと呼ばれるが、特に 3 人以上の会話の話者交替には視線交差が用いられるといった知見もある。対話中の健聴者と人工内耳を装用した後天性難聴者の振る舞いを観測・比較したところ、難聴者は比較的話者の顔を注視する時間が長く、健聴者は顔以外の（話者の）手元を注視している時間が長かった（杉崎ら. 2016）。今後は文脈と照らし合わせてその役割を検討する必要があるものの、難聴者のこの傾向は発話内容を理解するためのものと考えられる。人工内耳を必要とするような感音性難聴は子音

3. 看護における非言語コミュニケーションに関する研究事例

が聞き取りにくいなど、聞き取りの難しさは単に音圧のみでは測り得ないという性質があり、こうした非言語行動は難聴の程度を伺い知る手がかりとなり得る。看護・医療においては患者との会話場面において、どの程度の時間で患者を見るかを調査している。例えば総合診療医（general practitioner）の患者への視線行動をとった事例（Bensing et al., 1995）では、患者の背後にビデオカメラを設置して（すなわち患者の顔は撮影せずに）、データを収集し、会話内容と照らし合わせ、Roter Interaction Analysis System（Roter. 2002）によって分類された言語行動と視線との関係を分析している。Caris-Verhallen らは他の非言語要素（うなずき、微笑み、傾聴時の前傾姿勢、感情表出型の接触、業務型の接触）とともに看護師による患者への視線配布を検出し、その出現パターンを分析している（Caris-Verhallen et al., 1999）。先述した事例と同様に、RIAS による分析結果と照合を行なった。その結果は視線配布および業務型の接触の出現に関する級内相関係数は有意に高かった。また、RIAS によって分類された言語情報と各非言語手段との相関を観測したところ、全体的には視線配布とうなずきの相関が高いことが観測された。しかしながらこの研究では言語的手段と非言語手段との相関ある生起に対して因果関係を説明できないといった課題が残されている。また糖尿病患者が看護師に診断や相談を行う場面を取り上げ両者の視線配布や身体の向きを含めた会話分析を行なった事例もある（Rhodes et al., 2008）。ここでは看護師はコンピュータの画面に従い診断を進めるが、患者をより長く注視し、より長く身体を患者に向ける場合と、そうでない場合とで比較を行っている。患者中心コミュニケーションの観点から、前者の方が患者からの問いかけを引き出したり、診断に対する同意を得たりする機会が生まれていることを見出している。

3. 4. 3 瞬 目

さらに、看護における非言語コミュニケーションの研究ではとりあげられていないものの、瞬目についても記述しておく。瞬目は眼球を潤すためでなく、その生起を自覚しづらい上に（Volkmann et al., 1980）、後述するように内的状態を反映していることから、その特性に関する理解が進めば、アセスメントに活用できる可能性があるためである。

91

第5章　看護における非言語コミュニケーションおよびその計測

瞬目の単位時間あたりの瞬目回数（瞬目率）を手がかりとする知見は、古くからなされてきた。例えば感情によって瞬目率が変化したり（Ponder and Kennedy. 1927）、主観的興味に依存したり（津田・鈴木. 1990）するというものである。面談場面において、面接者の態度との関係を調査した研究では（大森. 2007）、互いに面識のない2人を面接者と非面接者に分け、面談者は相手に視線を向け、適宜うなずいたり、あいづちをうったりするという好意面接条件と、相手にまったく視線を向けずに、終始被験者の回答を記録するための手元のバインダーを見ており、うなずきやあいづちも一切しないという非好意面接条件を設定し、瞬目率の時間経過を観測した。結果は非好意的だと瞬目率は高くなるというものであった。

瞬目の生起タイミングを手がかりとする知見は2000年代から得られるようになった。被験者に繰り返し同一の映像を提示したところ、同じようなタイミングで瞬目が生起する傾向が観測された（Nakano et al., 2009; Nakano et al., 2013）。スピーチをしている人（話者）の顔を正面から捉えた映像を提示した時、話者と被験者（聞き手）間の瞬目の同期が生起したものの、自閉症スペクトラムの被験者に対してはその同期は観測されなかったという事例もある（Nakano and Kitazawa. 2010; Nakano et al., 2011）。以上より、コミュニケーションを行う参与者間に共有する文脈の有無や程度を瞬目からも推し量ることができる可能性がある。

3.5　そ　の　他

コミュニケーション研究の枠組で、香りを用いた事例は少ない。アロマセラピーに知られるように、香りが心理に与える影響は古くから知られているし、嗅覚はその神経構造から大脳辺縁系と高い関連がある。今後コミュニケーションとの関連についての理解が期待される。

「時間」という非言語コミュニケーションの要素は、ここでは時間に対する価値観といった意味合いをもつ。多国間での比較検討がなされている（末田・福田. 2011）。AD／HD（Attention-Deficit／Hyperactivity Disorder、注意欠陥・多動性障害）を有していると、定型発達の場合と比べて時間を長く見積もることを示唆する報告もある（Sonuga-Barke et al., 2010）。

92

4. 非言語コミュニケーションの測定と分析（1）：現状

　非言語行動を伴う対話場面を研究として扱う際に、どのように実験が構築され、分析されているのか。

　1950 年代に入り商用ビデオレコーダが登場するまでは、研究対象とする非言語行動を限定し、その行動が統制された環境下で出現する有様を繰り返し観察するか、参与者から離れた位置から観察を行うか、事後に質問紙への回答を必要とするかといった手段に限られていたが、ビデオレコーダの存在によって、参与者がコミュニケーションをとっている場に実験者がいる必要がなくなった。実験後に記録されたビデオを繰り返し観察しながら、非言語行動の出現タイミングや長さを検出し、文脈に伴う非言語行動を含めた相互行為分析が可能になった。社会的に主従関係のない参与者同士の相互行為分析に関する知見を手がかりにして（Goodwin. 1981）、1970 年代に入り、医師と患者間の非言語コミュニケーションの分析が盛んになされるようになった（Heath. 1984）。

　医師の診断スキルを養成することを念頭に、医師－患者間のコミュニケーションにおいて出現する（言語）行動をカテゴリに分類するシステムが Roter らによって 1980 年代後半から開発されるようになった。このシステムは RIAS（Roter interaction analysis system）と呼ばれる（Roter and Larson, 2002）。Bensing ら（1995）は看護師－患者間のコミュニケーションの分析にも適用した（Bensing et al., 1995; Caris-Verhallen et al., 1999）。1990 年代後半には映像はデジタルデータとしてコンピュータで扱えることが可能になってからはソフトウェアとして入手可能になった。RIAS については本書第 2 章でも紹介されている。

　対象を医療従事者に限定せず、より一般的な相互行為分析を行うためのツールも存在し、その一つに ELAN がある（図 5-2）。ELAN は、対話場面を映像・音声データとして取り込み、任意の言語・非言語行動の出現する位置を注釈として記録することができる。また映像データから音声データを分離すれば、音声の時間波形を表示することができ、発話に関する注釈付与がより精密に行える。例えば、ジェスチャーを交えながら他の参与者への視線配布を行ったり、その最中に発話交代がなされたりと、非言語行動は複数の要素が同時に生起す

第 5 章　看護における非言語コミュニケーションおよびその計測

図 5-2　ELAN の使用例

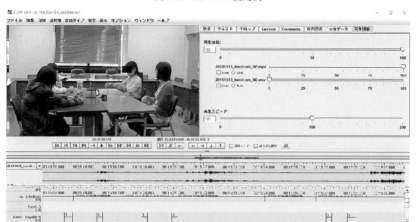

る（マルチモーダル性を有する）である。そのような複雑な行動の記録も可能である。非言語コミュニケーションの注釈付けは、主観的になってしまいがちである。例えば表情の変化を記録する時、その開始を口角の上がりはじめとするか、笑い声を発した瞬間とするかなどといった揺らぎが生じることがあるかもしれない。その担保として、分析者を複数にして、ルールを共有しておいたり、同一のデータに対して複数人で独立に注釈付けを行い、一致率を求め、設定した閾値より高いものを注釈として認定したりするという方法がとられる。

　身体動作を研究対象とする場合には、映像だけでなくスポーツ科学で用いられるような動作解析の技術も適用可能であると考えられる。モーションキャプチャは、各関節の三次元位置の時系列を記録し、角度や速度、角速度や重心の位置を求めることができる。従来は皮膚にマーカーを装着する必要があるが、マーカーが不要な装置も開発されている。実際に、看護における動作の評価プログラム構築を念頭においた研究がなされている（Huang et al., 2014）し、対人距離も自動的かつ客観的に測定できる。

　瞬目や心拍数計測のための心電図計測は広義には表面筋電位計測に含まれる。表面筋電位は皿電極や双極棒電極を皮膚の表面に密着させる非侵襲的な測定手段である。筋肉の収縮はそこに接する神経繊維で生じる電気的興奮によっ

て生じ、筋電位はその電位変化を捉え増幅する。増幅された電位変化は通常AD変換を通じてコンピュータにて記録する。

　コミュニケーションにおいて定量化できる指標を得ることの利点の一つは、フィードバックをリアルタイムに行える可能性に言及できる点である。患者の背後にモニターを置き、医師や看護師が患者と対応している様子を映像で捉え、その時の非言語行動をリアルタイムに評価し、視覚的にフィードバックする試みがなされている（Hartzler et al., 2014）。

5. コミュニケーションに関与する中枢神経系

　看護における患者とのコミュニケーションは治療のためのみではない。本書で紹介されている「Life-worldly コミュニケーション（Fukaya et al., 2016）」は、二者がより対等にふるまい、より自由な話題で会話を行い、患者に心地よい感情を残す。会話の内容には過去の思い出や、未来の予定について話すこともあるだろう。逆に、態度や内容によっては不快感を残すこともあり得る。このような記憶や情動がどのような機序でなされているかを知るには、これまで動物をも含めた行動観察や神経生理学的なアプローチがとられてきた。現状で得られている知見のうち、社会的に関連するもの、特に大脳についてを以下に挙げる。

　ヒトの大脳には、高次機能を担う大脳（新）皮質および、「古い」組織としての大脳辺縁系、および大脳基底核がある。「新しい」「古い」という対比は、前者は人において発達し、他の種と比べても大きな容積であることと、後者が爬虫類などの他の種でも共通な構造を有しているためである。

　私たちは、他の動物と異なり、言葉を発することができる。それに対応するように、他の動物と比べて大脳の構造が大きい。大脳皮質の容積に関しては、社会脳仮説が知られている。大脳の体積が、各個体が属する群れの規模に応じて大きくなることを示唆する報告がなされている（Dunbar. 2003）。その一因となるのが言語機能であり、耳に近い側頭部や前頭部にその座がある[1]（小枝、

---

[1] 左頭頂側頭部は、書き言葉を音声メッセージに変えるための処理、紡錘状回は単語の認識、左下前頭回は発語、文法、音韻に関連する処理を担う

第5章　看護における非言語コミュニケーションおよびその計測

2014)。

　対人コミュニケーションのモデルとして挙げたシンボリック相互作用論に関する記述（第1章、本章2節）からもわかるように、会話に参与している人たちの間には、話し手や聞き手の別なく、その会話内容の文脈から形成された「シンボル」を共有している。すなわち聞き手である時には相手の発話内容を理解するのと同時に次に自分が話し手となった時のことを考えるなど、往々にして複数の認知的処理を行なっており、そのうちのある程度はこれまでに述べた非言語行動として表出されている。「目は口ほどに物を言う」というような諺に象徴されるように、視線から注意の対象が伺えることは経験的に知られていることであろう。また、会話中に自分の経験を振り返る（内省）といったことも往々にしてあるが、2000年代に入り、その内省状態もしくは安静状態に活動する領域が次第に明らかになってきており、Default mode network（DMN）と呼ばれている。「内省」「安静」といったキーワードからも推測できることと思うが、DMNは瞑想にも関連していると考えられ、盛んに研究されている（例えば、Berkovich-Ohana et al., 2012）。領域によっては、DMNに属しながらも、特定の処理にも関与するといった場合があり、解釈を難しくさせている（越野ら. 2013）。注意に関連するネットワークが賦活している時には、DMNは賦活しないといった交代現象が起こり（Fox et al., 2005）、その切り替えのタイミングで自発性瞬目が生起することが観測されている（Nakano, 2013）。

　「古い脳」と「新しい脳」との連携が、私たちが有する社会性にも寄与していることも見逃せない。大脳基底核は運動調節や動機付けに関与すると言われる。大脳基底核を構成する特定の領域に対して電気刺激を与える脳深部刺激療法によって、パーキンソン病の典型的症状の一つである振戦が低減されることが知られている。大脳基底核と大脳皮質の間には、興奮性および抑制性の結合で組み合わされた接続があり、これらの経路と小脳を介した接合の非定型な発達がAD／HDの原因であると考えられている（Sonuga-Barke et al., 2010）。大脳辺縁系には、海馬や扁桃体が含まれる。扁桃体の機能が恐怖や情動学習の座であることが19世紀末頃から徐々に明らかにされてきた。また最近では自閉症児は定型発達児と比べて扁桃体が大きい傾向が示されている（Schumann et al., 2009）。このように、自閉症において苦手とされるコミュニケーションでの

96

6. 非言語コミュニケーションの測定と分析（2）：脳活動計測

文脈の理解においても、扁桃体のような「古い脳」が関与している可能性がある。海馬は宣言的記憶、もしくはエピソード記憶と呼ばれる分類に関与する。これらの記憶は海馬単独でその役割を担う訳ではなく、睡眠中の皮質との連携動作によって長期的な定着がなされると考えられている。エピソード記憶は特定の出来事に関する「いつ」「どこで」「何が」についての情報が紐付けされたものとして意識の中でその出来事の追体験ができるものと定義されており、この追体験をエピソード記憶の提唱者 Tulving（1972）は「精神的時間旅行」と呼んでいる（Tulving, 1972）。「いつ」「どこで」「何が」を紐づけた記憶の保持は人以外の動物において可能であるものの（Clayton, 1998）、それが「精神的時間旅行」として記銘されているか否かは未だ明らかではない。人間らしさを有する記憶の成立機序を明らかにするには、これまでのアプローチのみでは困難である。

6. 非言語コミュニケーションの測定と分析（2）：脳活動計測

4 節において、非言語コミュニケーションとして表出される行為や行動を要素に分けた。それぞれのコミュニケーションにおける心理的・相互行為的な発生機序と役割を俯瞰した。またコミュニケーションをとるなどの社会的な行動をとるための神経系の構造についても触れた。患者の認知・心理状態を客観的に知ることができれば、例えば詐病や取り繕いに頑健なアセスメントに貢献できる可能性がある。その手段としての非侵襲的脳活動の測定手法の紹介を以下に記述する。

非侵襲的というのは、センサの装着に出血を伴う過程や外科的手術による埋め込みを行わない手段のことを指す[2]。MRI、PET、MEG といったものもあるが、特に拘束性が小さく、対話のような頭部の動きがあっても計測可能なものは脳波と近赤外線分光計測である。神経細胞同士の情報のやりとりは電気的なものである。音は鼓膜のさらに奥に位置する内耳で、光は網膜で、それぞれ電

---

[2] 侵襲的な手段としては、てんかんの患者に対していち早くその兆候を検出するための電極を埋め込む ECoG（electrocorticogram）と呼ばれるものがある

第5章　看護における非言語コミュニケーションおよびその計測

気的信号に変換される。脳波は大脳の電気的活動を検出し、増幅して観測する。神経繊維の電気的活動を観測しているという意味では、心電図や筋電図計測も同じ原理である。脳波において比較的古くから知られている特徴は、一定時間（数秒程度）、安静、閉眼状態を維持していると、図5-3のように、1秒間に10周期の波が明瞭に観測される。また、知覚や自発的な身体動作の意思に関する研究では、安静状態を挟みながらその課題（刺激を提示したり、自発的に動作を起こしたりすること）を繰り返すことで、ようやくその特徴を見出すといった方法が行われ、それぞれ誘発脳波とか、運動関連電位などと呼ばれる。運動関連電位に関しては、動作に先立つ意思の発現のタイミングやその強さといった指標が見積もられる（Libet, 1985; Shibasaki and Hallett, 2006）。表情を大きく変えたり、まぶたを動かしたりする際には筋電位が発生することから、脳波測定の際には瞬目はノイズとして除去されるべき存在であったが、近年、自発性瞬目が認知状態を反映することを示唆する研究がなされてから、あえて瞬目の起きたタイミングに着目して課題の違いに伴う脳波の特徴を観測した事例も報告されるようになった（Wascher et al., 2014）。

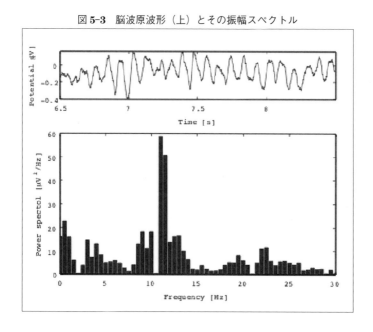

図5-3　脳波原波形（上）とその振幅スペクトル

6. 非言語コミュニケーションの測定と分析（2）：脳活動計測

　手のひらを日にかざすと、指と指の間（指間部）の一部から日の光が透けることに気付くだろう。あるいは太陽光をプリズムの一端に当てると、反対側から虹のように、いくつかの色に別れて放射するという現象はよく知られていることと思う。プリズムの例から分かるように、太陽光は、様々な「色」が足し合わされているが、特定の「色」をもつ光を生体に「かざし」、透過した光を受光することで、その生体の情報を見積もるという技術がある。近赤外線分光法（NIRS: Near infrared spectrography）はその字のごとく、（人の目で見ることのできない「色」である）近赤外線を用いており、血液中の酸素濃度[3]を推定する。脳活動計測として用いる場合には図5-4のように、照射プローブと受光プローブを複数用いて装着される。血液と神経細胞の間の酸素のやりとりを行う過程は、脳波で観測する現象よりも緩やかである。また、NIRSで捉えている信号

図5-4　NIRSによる頭部脳活動計測

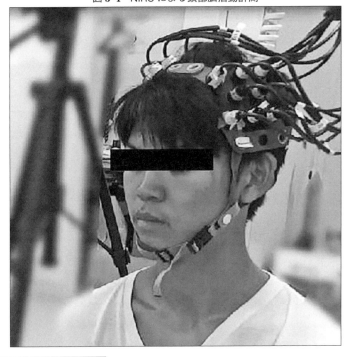

---
[3] 酸素化ヘモグロビン濃度のこと

第 5 章　看護における非言語コミュニケーションおよびその計測

は大脳ではなく、より表層の頭皮上の血流にのみ依存している可能性や、照射から受光までの経路に個人差があることなどの指摘があり、分析には注意が必要とされる。それでも、認知課題に伴う脳の賦活特性や、高齢者への認知症早期診断のための精神課題時の脳の賦活特性などの研究事例が報告されている。また、二者対話場面において一人の参与者に近赤外線分光法を用い、発話に意味の有無が及ぼす影響の相違を調査した事例も報告されている（Suda et al., 2010）。賦活の程度の左右差や、タスク中のヘモグロビン濃度変化量やタスク直後の安静時における回復過程といったものを指標とすることで被験者を 2 群に分けた上での群間の比較が可能である。脳波も NIRS も、充電池の小型化と大容量化、測定装置の小型化し、運動時の計測も可能になってきている。脳波電極についても、ペーストが不要（ドライ電極）なものも登場し、被験者の負担は着実に軽減している。

　以上のような脳活動計測が我々にもたらす可能性のある恩恵の一つに、スキル向上の一手段とするものがある。ニューロフィードバックは、あらかじめ課題や目的に照らし合わせて好ましい状態にある時の特徴を計測データから得た上で、その特徴の程度を視聴覚的にフィードバックさせるという方法である。脳卒中の麻痺に対するリハビリテーションを念頭にしたニューロフィードバックは、身体の動作・行為の制御に関与する運動野の賦活の程度を視覚的に提示する（Mihara et al., 2013 など）。日本人にとって判別の困難な L と R の聴き取り能力を、聴き取り自体を学習するのではなく、音の聴取能力に関連する脳活動を増幅させるような課題への練習を通じて、向上させたという事例も報告されている（Chang et al., 2017）。もう一つの恩恵は言語・非言語行動では読み取ることが困難な心理・認知の表出の支援である。麻痺によって身体に不自由がある患者に対して、義手やコンピュータを思い通りに操作することを念頭において取り組まれているのが BMI（Brain-machine interface）もしくは BCI（Brain-computer interface）と呼ばれている技術である（Lebedev and Nicolelis, 2006）。かつては動物もしくはてんかん患者のように電極を外科的に埋め込まれた場合を専らの対象としてきたが、非侵襲的な手段でも実現可能なことが示されるなど（Royer, et al., 2010）、着実にその技術は進歩していると言える。

7. 今後の展望

　第3章や第7章で取り上げられている事例のように、二者間もしくは他者間の対話において、言語音声メッセージを対象とした分析は我々に少なからず示唆を与えてくれる。しかしながら、Argyle（1972）に記述されるように、非言語行動が音声メッセージと連動して、時には皮肉や取り繕いとして言語メッセージと反対の意味が内包される場合がある以上、言語・非言語行動の両方を捉えることで、その示唆はより奥行きのあるものとなることが期待される。一方で看護者－患者間コミュニケーションにおいて、非言語行動を含めた研究報告は未だ少ない。その一因には非言語行動がマルチモーダル性を有しており、データの収録や分析にかけるリソースが増大することが挙げられるが、計測技術の進歩はその敷居を着実に下げている。シンボリック相互作用論的なアプローチにおいても、21世紀になってから、種々の非言語行動が会話においてどのように組織化されているかについて、多く知見が得られるようになった。第3章において取り組まれた研究では、看護者への教育的介入によって生活世界コミュニケーション（Life-worldly communication）が頻繁になされるようになったことが示されているが、その介入プログラムに非言語コミュニケーションに関する知見を反映させれば、より効果が向上する可能性がある。また筆者らが従事した事例の一つとして、後天性難聴者同士の自由会話において、話者交代の前後の視線行動と自覚的な聴こえの程度の間に関係があることが見出されている（杉崎ら．2016）。日常的で何気ない会話が社会参画のためのリハビリテーションとなり得ることが期待される。

　本章後半では、言語・非言語コミュニケーションの枠組からはやや外れるものの、中枢神経系や脳活動計測についても触れた。基本的に脳活動計測では、認知過程に対してモデルを想定し、その妥当性を検証するという方法がとられるので、そのような手法では対話中の文脈に依存するような認知処理過程を明らかにすることは困難である。第7章では認知症に関する知見と、実例を交えた上でのより適切なコミュニケーションの方法論が記述されているが、これを難しくしているのは認知症に関する神経的メカニズムと表出される行動との間の連関が十分に明らかになっていないことが一因と言える。過去のエピソード

第5章 看護における非言語コミュニケーションおよびその計測

の記憶やおそらくは他者への共感といった、心的に自身を俯瞰するという過程は、文脈に依存し、それ故に人間に特有な認知処理過程であり、脳活動計測として取得される信号としても脆弱であると考えられる。そのような弱い信号からでも人間らしさを有する認知処理過程の特徴を抽出するためには、非言語行動も含めたシンボリック相互作用論的な手法の援用が鍵となる可能性がある。このような神経系における認知処理機構の理解は看護師もしくはその他の医療従事者と患者間のコミュニケーションの研究においても重要な示唆をもたらすことが期待される。

【引用文献】

Argyle, M. 1972, "Nonverbal communication," Hinde, Robert A. eds. Nonverbal communication, Boston: Houghton Mifflin.

Bensing, J. M., Kerssens, J. J. and Pasch, van der M. 1995, "Patient-directed gaze as a tool for discovering handling psychological problems in general practice," Journal of Nonverbal Behavior, 19(4): 223-42.

Berkovich-Ohana, A., Glicksohn, J. and Goldstein, A. 2012, "Mindfulness-induced changes in gamma band activity-Implications for the default mode network, self-reference and attention," Clinical Neurophysiology, 123(4): 700-10.

Bull, P. E. 1987, Posture and Gesture. vol. 16, Oxford: Pergamon Books. (= 2001, 市河淳章・高橋超編集訳, 飯塚雄一・大坊郁夫訳『姿勢としぐさの心理学』北大路書房.)

Chang, M., Iizuka, H., Kashioka, H., Naruse, Y., Furukawa, M., Ando, H. and Maeda, T. 2017, "Unconscious improvement in foreign language learning using mismatch negativity neurofeedback: A preliminary study," PLoS ONE 12(6): e0178694.

Lebedev, M.A. and Nicolelis, M.A.L. 2006, "Brain-machine interfaces: past, present and future," Trends in Neuroscience, 29(9): 536-46.

Caris-Verhallen, W.M.G.M., Kerkstra, A. and Bensing, J. M. 1999, "Non-verbal behaviour in nurse-elderly patient communication," Journal of Advanced Nursing, 29(4): 808-18.

Clayton, N. S. 1998, "Episodic-like memory during cache recovery by scrub jays," Nature, 395: 272-4.

Dunbar, R.I.M. 2003, "The Social Brain: Mind, Language, and Society in Evolutionary Perspective," Annual Review of Anthropology, 32, 163-81.

引 用 文 献

Ekman, P. and Friesen, W.V. 1971, "Constants across cultures in the face and emotion," Journal of Personality and Social Psychology, 17(2): 124-9.

Fernald, A. 1989, "Intonation and communicative intent in mother's speech to infants: Is the melody the message?" Child Development, 60(6): 1497-1510.

Fox, M.D., Snyder, A.Z., Vincent, J.L., Corbetta, M., Essen, D. C. and Raichle, M.E. 2005, "The human brain is intrinsically organized into dynamic, anticorrelated functional networks," Proceedings of the National Academy of Sciences of the United States of America, 102(27): 9673-8.

Fukaya, Y., Kitamura, T., Koyama, S., Yamakuma, K. and Sato, S. 2016, "Analysis of utterances by older persons in 'Life-Worldly' communication with caregivers in Japan," Journal of Nursing and Care, 5: 367.

Giles, H., Coupland, J. and Coupland, N. eds. 1991, Contexts of Accommodation, Cambridge: Cambridge University Press.

Goodwin, C. 1981, Conversational Organization: Interaction Between Speakers and Hearers, Cambridge: Academic Press.

Goodwin, C. 2009, Embodied Hearers and Speakers Constructing Talk and Action in Interaction. 『認知科学』16(1): 51-64.

Hartzler, A.L., Patel, R.A., Czerwinski, M., Pratt, W., Roseway, A., Chandrasekaran, N., Back, A. 2014, "Real-time feedback on nonverbal clinical communication: theoretical framework and clinician acceptance of ambient visual design," Methods of Information in Medicine, 53(5): 389-405.

Harrigan, J. and Rosenthal, R. 1983, "Physicians' head and body positions as determinants of perceived rapport," Journal of Applied Social Psychology, 13(6): 496-509.

Heath, C. 1984, "Participation in the medical consultation: the co-ordination of verbal and nonverbal behavior between the doctor and patient," Sociology Health and Illness, 6 (3), 311-38.

Hertenstein, M. J., Holmes, R., McCullough, M. and Keltner, D. 2009, "The Communication of Emotion via Touch," Emotion, 9(4): 566-73.

細馬宏通，2009，「話者交替を越えるジェスチャーの時間構造　―隣接ペアの場合―」 『Cognitive Studies』16（1）：91-102.

Huang, Z., Nagata, A., Kanai-Pak, M., Maeda, J., Kitajima, Y., Nakamura, M. Aida, K., Kuwahara, N., Ogata, T. and Ota, J. 2014, "Automatic evaluation of trainee nurses'

第 5 章　看護における非言語コミュニケーションおよびその計測

patient transfer skills using multiple Kinect sensors," IEICE Transactions on Information and Systems, E97-D(1): 107-18.

今田葉子・室田卓志・松岡敏生・斎藤真・村本淳子・山路由実子，2008，「沐浴時における熟練助産師の児頭固定と手の接触圧に関する研究」『産業保健人間工学研究』9 (1)：23-8.

石田真知子・柏倉栄子・杉山敏子・渡邊生恵，2004，「精神看護実習における学生-患者間の対人距離の変化」『東北大学医学部保健学科紀要』13 (2)：157-64.

Joung, H. Y. and Do, E. Y. 2011, "Tactile Hand Gesture Recognition through Haptic Feedback for Affective Online Communication," International Conference on Universal Access in Human-Computer Interaction, 555-63.

Kendon, A. 1967, "Some Functions of Gaze-direction in Social Interaction," Acta Psychologica, 26: 22-63.

岸本桂子・羽坂亜希子・山浦克典・福島紀子，2016，「薬局薬剤師のマスク着用による表情の視覚的情報減少は援助要請者の抱く信頼感に影響するのか？」『薬学雑誌』136 (10)：1401-13.

小枝達也，2014，「限局性学習症」森則夫・杉山登志郎編『DSM-5 対応 神経発達障害のすべて』，日本評論社，85-89.

越野英哉・苧阪満里子・苧阪直行，2013，「デフォルトモードネットワークの機能的異質性」『生理心理学と精神生理学』31 (1)：27-40.

Libet, B. 1985, "Unconscious cerebral initiative and the role of conscious will in voluntary action," The Behavioral and Brain Sciences, 8: 529-566.

Mihara, M., Hattori, N., Hatakenaka, M., Yagura, H., Kawano, T., Hino, T., Miyai, I. 2013, "Near-infrared Spectroscopy-mediated Neurofeedback Enhances Efficacy of Motor Imagery-based Training in Poststroke Victims: A Pilot Study," Stroke, 44(4): 1091-8.

Nakano, T. Yamamoto, Y. Kitajo, K. Takahashi, T. and Kitazawa, S. 2009, "Synchronization of spontaneous eyeblinks while viewing video stories," Proceedings of the Royal Society Biological Sciences, 276: 3635-44.

Nakano, T. and Kitazawa, S. 2010, "Eyeblink entrainment at breakpoints of speech," Experimental Brain Research, 205(4): 577-81.

Nakano, T., Kato, N. and Kitazawa, S. 2011, "Lack of eyeblink entrainments in autism spectrum disorders," Neuropsychologia, 49(9): 2784-90.

Nakano, T., Kato, M., Morito, Y., Itoi, S. and Kitazawa, S. 2013, "Blink-related momentary

引 用 文 献

activation of the default mode network while viewing videos," Proceedings of the National Academy of Sciences of the United States of America, 110(2): 702-6.

大森慈子, 2007, 「面接者の態度が被面接者の瞬目と心拍に与える影響」『仁愛大学研究紀要』, 6：31-9.

Oliver, S. and Redfern, S. J. 1991, "Interpersonal communication between nurses and elderly patients: refinement of an observation schedule," Journal of Advanced Nursing, 16(1): 30-8.

Penson, R. T., Partridge, R. A., Rudd, P., Seiden, M. V., Nelson, J. E., Chabner, B. A., Lynch, T. J. Jr. 2005, "Update: Laughter: The Best Medicine?" The Oncologist, 10: 651-60.

Ponder, E. and Kennedy, W.P. 1927, On the act of blinking, Quarterly Journal of Experimental Physiology, 18(2): 89-110.

Routasalo, P. 1999, "Physical touch in nursing studies: a literature review," Journal of Advanced Nursing, 30(4): 843-850.

Rhodes, P., Small, N., Rowley, E., Langdon, M., Ariss, S. and Wright, J. 2008, "Electronic Medical Records in Diabetes Consultations: Participants' Gaze as an Interactional Resource," Qualitative Health Research, 18(9): 1247-63.

Roter, D. and Larson, S. 2002, "The Roter interaction analysis system (RIAS): utility and flexibility for analysis of medical interactions," Patient Education and Counseling, 46 (4): 243-51.

Royer, A.S., Doud, A.J., Rose, M.L. and He, B. 2010, "EEG Control of a Virtual Helicopter in 3-Dimensional Space Using Intelligent Control Strategies," IEEE Transactions on Neural Systems and Rehabilitation Engineering, 18(6): 581-9.

Ryan, E. B., Bourhis, R. Y. and Knops, U. 1991, "Evaluative Perceptions of Patronizing Speech Addressed to Elders," Psychology and Aging, 6(3): 442-50.

末田清子・福田浩子, 2011, 『コミュニケーション学 その展望と視点 増補版』, 松柏社.

Shannon, C. E. 1948, "A Mathematical Theory of Communication," Bell Labs Technical Journal, 27(3): 379-423.

Shibasaki, H. and Hallett, M. 2006, "What is the Bereitschaftspotential?" Clinical Neurophysiology, 117: 2341-56.

Sonuga-Barke, E., Bitsakou, P. and Thompson, M. 2010, "Beyond the dual pathway model:

第 5 章　看護における非言語コミュニケーションおよびその計測

Evidence for the dissociation of timing, inhibitory, and delay-related impairments in attention deficit/ hyperactivity disorder," Journal of the American Academy of Child and Adolescent Psychiaty, 49(4): 345-55.

Suda, M., Takei, Y., Aoyama, Y., Narita, K., Sato, T., Fukuda, M. and Mikuni, M. 2010, "Frontopolar activation during face-to-face conversation: an in situ study using near-infrared spectroscopy," Neurophysiologia, 48(2): 441-7.

杉崎きみの・川口港・百瀬桂子, 2016, 「人工内耳を装用した成人中途失聴者による自由会話における話者交替での振舞いに関する分析」『信学技報』116 (139)：1-5.

Street, R. L. Jr. and Buller, D. B. 1988, "Patients'characteristics affecting physician-patient nonverbal communication," Human Communication Research, 15: 60-90.

Tulving, E. 1972, "Episodic and semantic memory," Tulving, E., Donaldson, W. and Bower, G. H., Organization of memory, New York: Academic Press, 382-403.

鳥谷めぐみ・矢野理香・菊池美香・小島悦子・菅原邦子, 2002, 「緩和ケア病棟に入院中のがん患者の看護場面におけるタッチの研究」『天使大学紀要』2：13-23.

津田兼六・鈴木直人, 1990, 「主観的興味が瞬目率と体動の生起頻度に及ぼす影響」『生理心理』8 (1)：31-7.

Volkmann, F. C., Riggs, L. A. and Moore, R. K. 1980, "Eyeblinks and visual suppression," Science, 207(4433), 900-2.

Wascher, E., Heppner, H. and Hoffmann, S. 2014, "Towards the measurement of event-related EEG activity in real-life working environments," International Journal of Psychophysiology, 91(1): 3-9.

渡邊生恵・杉山敏子・柏倉栄子・田多英興, 2002, 「基礎看護実習Ⅰ・Ⅱにおける学生－患者間の対人距離の変化」『東北大学医療技術短期大学部紀要』11 (2)：245-52.

Watson, W. H. 1975, "The Meanings of Touch: Geriatric Nursing," Journal of Communication, 25(3), 104-12.

Williams, A. C. de C. 2002, "Facial expression of pain: An evolutionary account," Behavioral and Brain Sciences, 25: 439-88.

山口創, 2011, 「看護師－患者間の非言語行動の実際と課題 ―身体心理学の立場から―」『桜美林論考. 心理・教育学研究』2：73-83.

（川口　港）

第 **6** 章　COPD 患者のセルフマネジメント教育に おけるコミュニケーション

1. は じ め に

　近年、世界の死亡原因はそれまでの感染症から生活習慣病などの非感染症へ と変移しており、2030 年には、生活習慣病などの非感染症が死亡原因の約 70% を占めると予測されている（Organization, 2008）（Organization）。WHO では、 生活習慣への予防、対策を喫緊の課題として挙げている（Organization, 2008） （Organization, 2010）。

　日本においては、生活習慣病への取り組みとして、健康増進法に基づく国民 の健康の増進の総合的な推進を図るための基本的な方針の具体的な計画である 「健康日本 21」へ取り組みが国全体で始まっている。2013 年からは、それまで の糖尿病、循環器疾患、がんに慢性閉塞性肺疾患（Chronic Obstructive Pulmonary Disease; COPD）が加えられた（厚生労働省，2012）。COPD の主な 原因はタバコの喫煙習慣であり、COPD 患者への治療では、薬物による治療だ けでなく、それまでの習慣であったタバコをやめることや、運動を生活の中に 取り入れること、日常から感染予防を行うことなど生活習慣を変容させ、疾患 を自己管理していくことが必要となる（Rochester et al., 2015）。そのため、医 療者は、患者が長期に自己管理をできるようそれぞれの患者に合った最適な自 己管理方法を患者と一緒に模索していくことが重要である。最適な自己管理方 法を模索していく上では、患者とコミュニケーションをとり、それぞれの患者 がどのような生活を送ってきており、どのように行動を変容させることができ るのかを患者ともに模索できるコミュニケーション力が必要となる。医療者よ り治療の方法、日常生活の方法などを指導、教育するだけの従来の一方的な、 情報の伝達では、患者の行動変容や長期間の自己管理を継続していくことが難 しいことが報告されており、近年、患者自身が自己管理できるための方法を患 者とともに模索する医療者のコミュニケーション力が、重要な医療者技術の 1

107

第 6 章　COPD 患者のセルフマネジメント教育におけるコミュニケーション

つとされている。

2.　COPD 患者教育の移り変わり

　慢性閉塞性肺疾患（Chronic Obstructive Pulmonary Disease; COPD）は 1980
年代に、それまでの肺気腫、慢性気管支炎が統合され、米国胸部学会
（American Thoracic Society; ATS）によって COPD として定義された（Society,
1987）。主な疾患の原因は、喫煙であり、慢性の咳や痰、労作時の息切れを主な
症状とする（GOLD, 2017）。COPD の治療では、気道の閉塞や炎症を改善、抑制
させる吸入薬による薬物療法の他、1990 年代に入り、COPD の研究が進み、運
動療法を行うことによって COPD 患者の「息切れ」が改善することが生理学的
見地から効果が実証され、呼吸リハビリテーションが導入された。1995 年には
Ries らによって、呼吸リハビリテーションだけでなく、呼吸リハビリテーショ
ンと患者教育を行った群での効果が実証された（Ries, Kaplan, Limberg, &
Prewitt, 1995）。Ries らの報告以前から呼吸器疾患患者への患者教育は行われ
ており、1971 年の Nett、Petty らの報告にあるよう看護師が患者に知識を提供
する形式で行われてきている（Neff & Petty, 1971）。長年にわたりこのような知
識を提供する患者教育が行われてきたが、知識提供の患者教育では、患者の知
識量は増加するが、呼吸機能などの身体機能の改善や社会的活動の改善の有意
な改善は小さいことが長期的な研究が進むにつれ、明らかとなってきた
（Kaptein et al., 2009）。さらに近年では、COPD 患者は、禁煙、薬、運動の継続、
感染予防など、在宅で長期的に疾患をマネジメントすることによってより快適
な生活が維持できることが報告されている。COPD 患者が患者自身で疾患をマ
ネジメントし、慢性疾患を抱えながらも身体的、精神的により快適な生活がで
きるようセルフマネジメントできるためには、知識だけでなく、セルフマネジ
メントの技術を習得し、患者自身が「できる」という自己効力感を得るプロセ
スを経て行動変容する重要性が報告されている（図 6-1）（Bourbeau, Nault, &
Dang-Tan, 2004）。このような行動変容に焦点をあてたセルフマネジメント教
育を行うことによって、患者の QOL が向上することや緊急受診回数、入院回
数が減少することが報告されている（Bourbeau et al., 2003）（Zwerink et al.,

108

2. COPD 患者教育の移り変わり

図 6-1 行動変容モデル

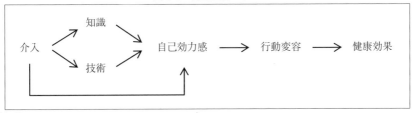

(出所) Bourbeau, Nault, & Dang-Tan, 2004

2014)。しかし、一方で 2012 年の Fan らのセルフマネジメント教育の報告では、通常のケアを受けていた群よりもセルフマネジメント教育を受けた患者群において死亡率が高い結果であった（Fan et al., 2012）。この研究結果によって、それまでのセルフマネジメント教育の課題が分析され、患者だけでなく、ケア提供者の課題が挙げられた（Bourbeau, Lavoie, & Sedeno, 2015）。セルフマネジメント教育の効果が得られなかった理由として、「COPD 患者がセルフマネジメントを受け入れられていなかったこと」、または「行動変容ができていなかったこと」、「ケア提供者が患者をアセスメントできていなかったこと」が挙げられている（Bourbeau et al., 2015）。そのため、その後報告された呼吸リハビリテーションのステートメント（Rochester et al., 2015）や、セルフマネジメントの定義（Effing et al., 2016）の中では、ケア提供者が何をしなければいけないのか明記されるようになった。

　COPD 患者のセルフマネジメント教育は、Wagner の慢性疾患ケアモデルに基づいているが、このモデルの中では、保健医療のシステム機構、準備された予防的実践チームが含まれている（図 6-2）（Wagner et al., 1999）。これまで、COPD 患者の呼吸リハビリテーションやセルフマネジメントにおける患者教育では、患者側に焦点が当てられ、ケアは「知識やスキルをもった患者」となるための援助であった。しかし、Fan らの研究では、患者が増悪の時に薬の使用が遅れていることや、電話による相談など増悪時の患者のアクションが遅れていることが分析されており、ケア提供者が適切なアクションプランの指導ができていなかった、または、患者のアドヒアランスを適切にアセスメントできていなかった可能性が指摘されている（Bourbeau et al., 2015）。Wagner の慢性疾

第6章　COPD患者のセルフマネジメント教育におけるコミュニケーション

図 6-2　慢性疾患ケアモデル

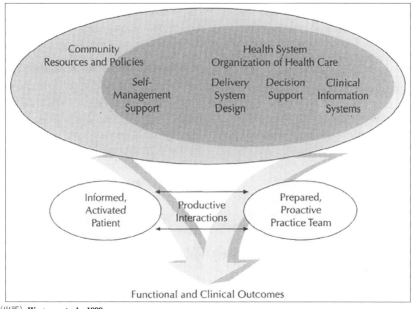

(出所)　Wagner et al., 1999

患ケアモデルでは、患者だけでなく、ケア提供者との相互作用によって、アウトカムが改善することが示されており、ケア提供者の質もアウトカムに影響する。アウトカムを向上させるためには、患者のこれまでの知識、技術を提供するだけの教育ではなく、患者と対話しながら進め、それぞれの患者に適した健康的な生活への行動変容ができるよう支援していくことが重要となる。

　2013年には、このような患者教育が見直され、米国胸部疾患学会（American Thoracic Society; ATS）、欧州呼吸器学会（European Respiratory Society; ERS）による「呼吸リハビリテーションのステートメント」（Spruit et al., 2013）では、行動変容のために患者の意思決定、自己効力感の増強、患者自身のゴール設定が患者教育に必要なケアとして含まれている。また、2016年には、呼吸器内科医を中心とするセルフマネジメントの専門家らによって、それまで曖昧であったセルフマネジメント介入が定義され（Effing et al., 2016）、「モチベーション」と「行動変容の技術」が強調されている。成功するセルフマネジメント介入で

110

は、患者をとりまく環境の変化（増悪に伴う急激な症状の悪化、生活環境の変化、健康状態の変化など）に合わせ、患者自身が行動変容できるように介入することが重要であり、セルフマネジメント介入のプロセスでは、患者とセルフマネジメント介入を提供することができる能力をもった医療従事者との間で繰り返しの相互作用を必要とする（Effing et al., 2016）。この患者中心の相互作用は1）ニーズ、健康信念、本質的なモチベーションを高めることを明確にする。2）個人の目標を引き出す。3）目標を達成するための適切な戦略（計画）（例えば、増悪のマネジメント）を立てる。さらに、必要に応じて4）戦略（計画）を評価し、再調整する。これら4項目に焦点を当てることが重要とされている。

　わが国においてもCOPD患者へのケアとしては、運動療法を中心とした呼吸リハビリテーションに加え、患者に疾患、薬、栄養などの情報を提供する方法でCOPD患者教育が進められてきた。COPDの認知度が向上し、呼吸リハビリテーションを実施している医療機関が増加したにも関わらず、呼吸器疾患患者を対象としたアンケートでは、10年間において「療養生活についてもっと教えてほしい」が約80％を占めている（日本呼吸器学会在宅呼吸ケア白書作成委員会，2005）（日本呼吸器学会肺生理専門委員会在宅呼吸ケア白書ワーキンググループ，2010）。現在まで行われてきたケアでは、患者は療養生活について適切なセルフマネジメント教育が提供されていない可能性がある。2013年からは、「健康日本21」にそれまでの糖尿病、循環器疾患、がんにCOPDが加えられた。「健康日本21」は、厚生労働省によって健康増進法に基づき策定された「国民の健康の増進の総合的な推進を図るための基本的な方針」であり、国民の健康の増進の推進に関する基本的な方向や国民の健康の増進の目標に関する事項等を定めたものである。この指針となる「実践の手引き」の中では、「健康上好ましくない生活習慣を改めるかどうかは、最終的には個人の理解とそれに基づいた選択にかかっています。しかし、生活習慣を改善し、健康づくりに取り組もうとする個人を社会全体として支援していく環境整備も不可欠です。健康日本21では、一人ひとりの健康づくりに対する意思や意欲を高めるための普及啓発活動及び一人ひとりの主体的健康づくり活動を社会全体として支援する環境づくりを推進します。」と述べられている。しかし、これらを進めていく具体的な取り組み計画や方法などについては、明確にされていない。国民一人ひとりが

第6章 COPD 患者のセルフマネジメント教育におけるコミュニケーション

主体的に取り組むための健康を支援するためには、国民と支援者の相互作用が必要となる。わが国においても「モチベーション」や「行動変容の技術」を取り入れたセルフマネジメント教育の導入が喫緊の課題である。これまでの患者教育では、患者に情報や技術を提供することが中心の教育が行われてきたが、今後、患者中心の患者自身が行動変容できるようケア提供者が患者の意思決定、自己効力感の増強、患者自身のゴール設定を含んだセルフマネジメント教育が求められている。

このようなセルフマネジメント教育では、患者一人ひとりの、意思や目標、自己効力感をケア提供者がアセスメントし、必要なケアを導くことができなければならない。意思や目標、自己効力感は、患者一人ひとり違っており、その患者に合わせた方法で情報を収集しなければならない。そのため、ケア提供者にはコミュニケーションスキルが求められる。患者を中心としたコミュニケーション（client-centered communication）によって、これらの情報が収集できる。また、患者の「モチベーション」を高めることや「行動変容」のための自己効力感獲得のための支援においても患者を中心としたコミュニケーション（client-centered communication）が必要となる。本章ではこれらのセルフマネジメント教育におけるコミュニケーションについて述べる。

3. COPD 患者のセルフマネジメント教育に必要な コミュニケーション

3.1 基本的なコミュニケーション

セルフマネジメント教育を実施していくためには、患者の意思、自己効力感、ゴールなど患者それぞれに寄り添う力が必要となる。また、セルフマネジメント教育では、ただ情報を伝達するコミュニケーションだけではなく、患者がそれまでの習慣を変え、最適な生活ができるよう支援していくことが必要となるため、セルフマネジメント教育を行う看護師には、患者とのコミュニケーションスキルが必要となる。看護師は、相手の言葉をそのまま返す（Reflective Listening）、共感的なコミュニケーション（Empathetic Communication）、オープ

112

3. COPD 患者のセルフマネジメント教育に必要なコミュニケーション

ンエンドクエスチョン（Open-ended Questions）、患者の言葉の明確化（Clarifying Statement）、患者の言葉をまとめる（Summarizing Statement）、非言語的なサイン、合図（Nonverbal Cues）の 6 つのコミュニケーションスキルを習得する必要があるとされている（Lange & Tigges, 2005）。セルフマネジメント教育の中でのこれら 6 つのコミュニケーションスキルの例を表 6-1 に示した。

　セルフマネジメント教育では、まず、ケア提供者はそれまでの患者の生活を理解し、受け入れる必要がある。また、ケア提供者が患者を理解し、受け入れていることを患者に伝えていくためにも相手の言葉をそのまま返す（Reflective Listening）は重要なスキルの 1 つとなる。禁煙をするつもりで来院しても、長年の喫煙習慣から患者自身は、「禁煙することは難しい」とケア提供者に訴えることがある。その時には、患者を否定するのではなく、「今、すぐに禁煙することは難しいと思っているのですね。」と繰り返すことにより、ケア提供者と患者で「難しい課題に一緒に取り組む」準備を共有認識することができる。セルフマネジメント教育は、ケア提供者が、一方的に進めてもうまくいかない。患者との相互作用を確認しながら進めていく必要がある。また、患者は、長期にわ

表 6-1　コミュニケーションスキル

コミュニケーション	定義	例
Reflective Listening 相手の言葉をそのまま返す	患者の言葉をそのまま繰り返す 患者の言葉を言い換える 鏡のように返す	あなたは、今すぐに何かを変えるということを決めることは難しいと思っているのですね。
Empathetic Communication 共感的なコミュニケーション	患者の視点から患者の考えや感情を理解する	うなずきや沈黙を入れながら「習慣を変えることは、あなたにとって簡単なことではないことはわかります。」
Open-ended Questions オープンエンドクエスチョン	患者に語ってもらうように導く。 「はい、いいえ」が答えとなる質問を避ける。	あなたが、習慣を変えることで、一番難しいと感じていることを教えてくれませんか。
Clarifying Statement 患者の言葉の明確化	患者の考えや感情を明確化する、一致させる	あなたがお話ししてくれたことは、X であっていますか。
Summarizing Statement 患者の言葉をまとめる	患者の問題や考えを簡潔、明確にまとめる	今日、私たちがお話ししたことは、A と B と C のことでした。
Nonverbal Cues 非言語的なサイン、合図	姿勢、面接の環境、壁のポスターなど	看護師は患者の視線に合わせる、プライバシーの守られた、集中を散らすものがない環境を整える。

113

第6章　COPD 患者のセルフマネジメント教育におけるコミュニケーション

たり、セルフマネジメントを行っていかなければばらないため、セルフマネジメント教育の中では、「なんのためにセルフマネジメントを継続していくのか」患者と目標を共有、確認していく必要がある。そのためには、相手の言葉をそのまま返す（Reflective Listening）に加え、患者の言葉の明確化（Clarifying Statement）、患者の言葉をまとめる（Summarizing Statement）ことをおこなっていく。例にあるように、患者とコミュニケーションをとっていく中で、患者との目標は、「元気になりたいから、タバコを止めたいのですね。」や「では、タバコをやめるにあたって、ご家族や職場の人に宣言をする、ミントを買う、から初めてみるということですね。」など、今後の目標を明確化し、確認をしていくことが重要である。

　このようなスキルを用いてコミュニケーションをとり、セルフマネジメント教育を進めていくが、教育といっても若年者の初等中等教育とは違うことをケア提供者は理解しておく必要がある。COPD は、長年の喫煙などが原因となるため、中高年になってから発症する。そのため、COPD 患者のセルフマネジメント教育は成人期の学習となる。成人学習では、その人のそれまでの経験が基盤となる（シャラン・B・メリアム，ローズマリー・S・カファレラ，2009）。患者自身の学習を強化するために、過去の経験を可能な限り引き出して活用すべきである。さらに、成人の自己イメージはしばしば、過去の経験によって確立されている。また、成人の学習は、「息切れがあって、今までのように掃除ができない。」、「タバコが原因で病気になった。これ以上悪くしないために、タバコをやめなければならない。」などのように日常生活の中での課題や問題に導かれて行われるため、課題、問題を明らかにしていくことが重要となる。セルフマネジメント教育では、6 つのコミュニケーションスキルを用いながら、患者の過去の経験を尊重し、患者が今抱えている課題、問題を明らかにし、患者と共有していくことが重要である。

3.2　セルフマネジメント教育に必要なコミュニケーション

3.2.1　モチベーション

　モチベーションは、心理学や行動科学では多くの研究報告があり、モチベー

3. COPD 患者のセルフマネジメント教育に必要なコミュニケーション

ションを用いたアプローチは Motivational interviewing（動機づけ面接）と呼ばれる。これまで COPD 患者へのセルフマネジメント教育として、モチベーションは強調されておらず、医療者が患者のモチベーションがないと結論づけてしまうと、セルフマネジメント介入が行われないことが多いことが報告されている（Effing et al., 2016）。患者のモチベーションや意欲を促進させる関わりと、アクションプラン、簡易の運動療法を組み合わせた介入によって COPD の再入院を減少させることが報告されている（Benzo et al., 2016）。患者のモチベーションを上手く引き出していくことは、セルフマネジメント介入における看護師の重要な役割であり、患者のモチベーションを引き出すことがセルフマネジメント教育の 1 つであることを認識し、介入していくことが重要である。効果的な Motivational interviewing を行うためには、看護師は、コミュニケーションスキルを習得する必要がある。セルフマネジメント教育を行っていく上では、患者が「これ以上、病気が悪くならないようにタバコを止めた方がいいのはわかっているが、タバコはやめたくない。タバコを吸っていても長生している人はいる。」などのように、「習慣を変えたいが、変えたくない」というアンビバレンスな状態となっている場面に会うことがあるが、この状況を悪い状況として患者を批判、説得しようとするのではなく、患者自身が問題に気づき、解決したいと思うように導いていくことが看護師の重要な役割となる。前述もしたように、対象となる患者が成人であるため、モチベーションには、患者自身が、問題や課題を解決したいと思うように支援していくことが大切である。

3.2.2 自己効力感と行動変容

　図6-1 にもあるよう行動変容へつなげるためには、知識、スキルが提供され、さらに患者自身が「できる」と自己効力感を得ることが重要である。自己効力感を高めるためには、(1) 成功体験、(2) 代理的体験、(3) 言語的説得、(4) 生理的・情動的状態の 4 つの情報源がある（Bandura, 1997）。これら 4 つの情報源は、セルフマネジメント教育における患者とのコミュニケーションの中で、看護師が提供することができる。(1) 成功体験では、患者の「できる」を積み上げていき、成功体験を増やすコミュニケーションを行う。患者と目標設定を行う過程において、最初から高い目標を設定してしまうと、成功体験をなかな

115

第6章　COPD患者のセルフマネジメント教育におけるコミュニケーション

か得られることができないため、1日10分、週1回から運動を始める、など目標を具体的かつ達成可能な目標設定を行う。(2) 代理的体験では、患者会への参加や同じ疾患をもつ患者の体験記などを読むことによって得ることもできる。セルフマネジメント教育の中では、「Aさんと同じように息切れがあった患者さんが、1日30分の運動を始めたら、息切れも改善し、家族旅行に行けるようになりました。」など同じ目標を持つ患者のケースを紹介し（代理体験）、患者の自己効力感を高める援助を行う。(3) 言語的説得は、医療者や専門家などからの評価となる。言語的説得では、コミュニケーターが信頼でき、専門的であり、魅力的であれば、特に有効であることが報告されている（Bandura, 1997）。しかし、一方でコミュニケーターが目標の人をありえないほどに有能であると評価してしまうと対象者の失敗経験は大きくなってしまい、一時的に高まった自己効力を消してしまう可能性があることも指摘されている。ケア提供者は、患者をアセスメントし、適切な評価を患者にフィードバックすることによって言語的説得となる。(4) 身体的・情動的反応は、呼吸器疾患の患者では自己効力に大きな影響を及ぼしていることが多い可能性がある。一度、外出先でとても苦しくなってしまった経験のある患者では、その時の苦しさを思い出し、外出できなくなってしまったり、苦しくなることを自然にさけ、徐々に動かなくなってしまったりしていることがある。このような患者へは、「苦しくなく、できる」という経験をもう一度、患者が経験できるように援助していく必要がある。例えば、苦しくなった時のポジショニングや吸入薬の使用など、具体的に苦しくなった時の対処方法を伝えていくことや、一緒に歩いて酸素飽和度を確認する口すぼめ呼吸を行いながら一緒に歩行するなどを行う。

　患者それぞれに合わせ、患者自身が「自分でできる」を増やしていけるようケア提供者は支援していくことが重要である。

4. COPD患者のセルフマネジメント教育における
   コミュニケーションの実際

　COPDにおける呼吸リハビリテーションや患者教育におけるテキストは数多くある。しかし、それらのツールを用いてどのようにセルフマネジメント教育

4. COPD 患者のセルフマネジメント教育におけるコミュニケーションの実際

を行うかのテキストは少ない。Bourbeau らが開発した「Living Well with COPD®」（Nault, Sedeno & Bourbeau）は、Wagner の慢性疾患ケアモデルに基づいて患者中心に作成されセルフマネジメント教育ツールである。Living Well with COPD® の作成には、医療従事者だけでなく、患者や患者の家族が協働で携わっており、作成後も、修正、改訂が行われている。現在、11 か国 7 か国語で使用されており、筆者らの研究グループでは日本語版「COPD ライフ」を作成した。本内容は Living Well with COPD® ホームページより参照することができる。http://www.livingwellwithcopd.com/

「COPD ライフ」では、患者とコミュケーションがとれるよう記入欄が設けら

図 **6-3** COPD ライフ

ライフスタイルを変えるためには、まず自分の健康の意味を確認する必要があります

　あなたにとって、健康とは何ですか？

　健康を維持するために、あなたは何をしますか？

　あなたは旅行や趣味などの時間をつくりますか？　それはなぜですか？

　家族や友人は、あなたの健康な生活へ改善するためにどのような支援ができますか？

　あなたの健康改善のために、医療福祉関係者が助けになると思いますか？
　どんな助けが必要ですか？

　健康を管理するということは、ご自分にとって必要なことについて考えることを意味します

（出所）**Living Well with COPD** ®日本語版「**COPD ライフ**」

第 6 章　COPD 患者のセルフマネジメント教育におけるコミュニケーション

れているワークブックとなっている（図 6-3）。COPD 患者へのセルフマネジメ
ント教育を始めるにあたり、ケア提供者は、このワークブックを用いて患者自
身のセルフマネジメントの目的、モチベーションを共有できるようコミュニ
ケーションをとる。ここで、実際にワークブック（図 6-3）を用いたセルフマネ
ジメント教育を行った場面のケア提供者（NS）−患者（PT）の会話をあげる。

1	NS	：ここにありますように、これから禁煙したり、運動したりライフスタイルを少し今までと変えなくてはならなくなります。そこで、私たちが一緒に、A さんの目標に向かって A さんの健康について同じ目標が持てるよう、今日は教えてください。
2	PT	：はい。
3	NS	：では、まず、A さんにとって、健康とは何ですか。
4	PT	：これは、すごく難しい質問だ。健康って言われてもね…。でてこないんですよ。
5	NS	：そうですよね。
6	PT	：うーーん。健康って言われても。
7	NS	：そうですよね。難しいですよね。これから体の調子がどのようになって行きたいかって感じですかね？どんな風に体の調子がなったら良いですかって感じですかね？
8	PT	：そうですねー。それでしたら、呼吸が苦しくない生活をしたいとか、楽に動けるようになりたいとかですかねー。
9	NS	：そうですね。これから、息切れがなく、呼吸が苦しくなく生活できることだったり、動くときに息切れがなく、楽に動ける生活ってことですか。
10	PT	：そうですね。
11	NS	：そうすると、次のところも呼吸が苦しくなく、楽に動ける生活のために、何をしますか？　とすると考えられますか？
12	PT	：それなら考えられる。

　COPD 患者のセルフマネジメント教育では、患者の目標設定が重要であるこ

118

4. COPD 患者のセルフマネジメント教育におけるコミュニケーションの実際

とが述べられているが、実際にどのように目標設定を患者と行うのかを具体的に述べているものはない。COPD ライフのようにすでに多国で使用され、エビデンスがあるワークブックにおいてもそのままワークブックの質問だけに沿ってセルフマネジメント教育をすすめていくことが難しいことがわかる。患者はケア提供者からの質問が、どのような意味であることが分からずに「難しい」と返答しているが（会話 4 行目）、ケア提供者が言い直すことにより、理解ができるようになるという相互コミュニケーションを行い、共有の理解を行っている（会話 5〜12 行目）。ケア提供者は、その患者に合わせ、共感や繰り返しのコミュニケーションスキルを用いながら、その患者の健康に対する目標を共有できるようにコミュニケーションを進めていく必要がある。

1　NS：B さんにとって、健康とはなんですか？

2　PT：健康については、お酒がちゃんとのめることだなー。

3　NS：ははは。

4　PT：昔はね、仕事が終わると必ず飲んでいたんでね。もう、そうゆうこともなくなりましたけどね。だから、まっすぐは、前はまっすぐ歩けなかったけど、

5　NS：ははは。

6　PT：今は、まっすぐ帰るようになってね。途中もよらなくなった。

7　NS：いまでも、まだ、飲みたいかんじですか？

8　PT：飲めますけど、飲まないようにしています。

9　NS：飲まないようにしているんですね。それは、なぜですか？

10　PT：もう少し元気でいたいからね。苦しくなく過ごしていたいから。

11　NS：苦しくなく、今の生活を続けられるのが、B さんにとっての元気ですか？

12　PT：そうだねー。

13　NS：では、今は、昔ほど飲めなくても、元気でいるほうがいいですかね。

14　PT：ははは。そうだね。元気でいるために、飲んでないよ。ははは。

B さんの場合にも、ワークブックに沿った質問では、共通の「健康」を見いだ

第6章　COPD患者のセルフマネジメント教育におけるコミュニケーション

せないことがわかる。Bさんの「健康については、お酒がちゃんとのめること
だなー。」（会話2行目）をケア提供者がそのまま、「お酒をのむことが健康」と
とらえてしまうと、この先のセルフマネジメントは、「お酒を飲むための」セル
フマネジメントとなってしまう。ケア提供者は、Bさんがどのような日常生活
を送り、希望しているのかを見出していく必要がある。

1　NS：Cさんにとって、健康とはなんですか。
2　PT：健康なんて言われたって、苦しいから病院にきたんだよ。
　　　　息が吸えないんだ。
　　　　この苦しさは先生や看護師さんたちにはわからないよ。
　　　　こんな状態で何がしたいか言われたってわからないよ。

と言われる場合もある。この患者の場合、患者の苦しさはケア提供者には、理
解してもらえないと思っており（会話2行目）、患者の「苦しさ」をケア提供者
が理解していることを共有し、「苦しさ」を解決させる方法を患者と解決してい
くことが最優先となる。呼吸器疾患を抱える患者では、「息切れ」を解決しなけ
れば、セルフマネジメント教育を進めていくことは難しい。「運動はしたいが、
息切れがあるからできない」などのように、息切れを改善しなければ、運動療
法を行うことができないことも報告されている（Fischer et al., 2007）。多くの
患者では、「息切れのない生活をおくりたい」という思いがあり（日本呼吸器学
会肺生理専門委員会在宅呼吸ケア白書ワーキンググループ，2010）これらの思
いを理解し、受け入れることがClient-centerd communicationとなり、患者に合
わせたセルフマネジメント教育の一歩となる。

　同じワークブックの質問においても患者の数だけ、異なる返答がかえってく
る。では、どのようにしてケア提供者は、コミュニケーションを進めていった
らよいのだろうか。これらに対する明確な方法は、まだ確立されていない。そ
のため、ガイドラインなどによってケアの方法はわかるが、患者とのコミュニ
ケーションがうまくいかないために、実際に患者にうまく提供できないことが
ある。近年、このような問題は、顕在化してきており、ケア提供者の基礎教育
においてもコミュニケーションスキル獲得のための教育が取り入れられ始めて

120

いる。患者教育に携わるすべてのケア提供者が、患者の行動変容、QOLの向上を目的とした効果的なセルフマネジメント教育を提供できるためには、ケア提供者のコミュニケーションスキルが必須となる。今回のCOPD患者のセルフマネジメント教育場面の分析結果、患者教育に用いるツールのみ（ワークブックのみ）では、ケア提供者がすべての患者に同じように患者教育を行うことは難しいことが明らかとなった。今後、このようなケア提供者-患者間での実際のコミュニケーションの分析研究がされることによって、より効果的なコミュニケーションを明らかにし、さらに、どのようにケア提供者がコミュニケーションスキルを構築していくかの研究を進めていく必要がある。

【引用文献】

Bandura, A.（編）(1997)．*激動社会の中の自己効力：金子書房.* 2-41.

Benzo, R., Vickers, K., Novotny, P. J., Tucker, S., Hoult, J., Neuenfeldt, P., . . . McEvoy, C. (2016). Health Coaching and Chronic Obstructive Pulmonary Disease Rehospitalization. A Randomized Study. *Am J Respir Crit Care Med, 194*(6), 672-680. doi: 10.1164/ rccm.201512-2503OC

Bourbeau, J., Julien, M., Maltais, F., Rouleau, M., Beaupre, A., Begin, R., . . . Collet, J. P. (2003). Reduction of hospital utilization in patients with chronic obstructive pulmonary disease: a disease-specific self-management intervention. *Arch Intern Med, 163*(5), 585-591.

Bourbeau, J., Lavoie, K. L., & Sedeno, M. (2015). Comprehensive Self-Management Strategies. *Semin Respir Crit Care Med, 36*(4), 630-638. doi: 10.1055/ s-0035-1556059

Bourbeau, J., Nault, D., & Dang-Tan, T. (2004). Self-management and behaviour modification in COPD. *Patient Educ Couns, 52*(3), 271-277. doi: 10.1016/ s0738-3991 (03)00102-2

Global Initiative for Chronic Obstructive Lung Disease（GOLD). (2017) Global Strategy for Diagnosis, Management, and Prevention of COPD-2017 Retrieved from http:// www.goldcopd.org/

Effing, T. W., Vercoulen, J. H., Bourbeau, J., Trappenburg, J., Lenferink, A., Cafarella, P., . . . van der Palen, J. (2016). Definition of a COPD self-management intervention: International Expert Group consensus. *Eur Respir J, 48*(1), 46-54. doi: 10.1183/

第6章 COPD患者のセルフマネジメント教育におけるコミュニケーション

13993003.00025-2016

Fan, V. S., Gaziano, J. M., Lew, R., Bourbeau, J., Adams, S. G., Leatherman, S., . . . Niewoehner, D. E. (2012). A comprehensive care management program to prevent chronic obstructive pulmonary disease hospitalizations: a randomized, controlled trial. *Ann Intern Med, 156*(10), 673-683. doi: 10.7326/0003-4819-156-10-201205150-00003

Fischer, M. J., Scharloo, M., Abbink, J. J., Thijs-Van, A., Rudolphus, A., Snoei, L., . . . Kaptein, A. A. (2007). Participation and drop-out in pulmonary rehabilitation: a qualitative analysis of the patient's perspective. *Clin Rehabil, 21*(3), 212-221. doi: 10.1177/0269215506070783

Kaptein, A. A., Scharloo, M., Fischer, M. J., Snoei, L., Hughes, B. M., Weinman, J., . . . Rabe, K. F. (2009). 50 years of psychological research on patients with COPD--road to ruin or highway to heaven? *Respir Med, 103*(1), 3-11. doi: 10.1016/j.rmed.2008.08.019

Lange, N., & Tigges, B. B. (2005). Influence positive change with motivational interviewing. *Nurse Pract, 30*(3), 44-53.

Nault, D. L. M., Sedeno, M., Bourbeau, J., Living well with copd. Retrieved from http://www.livingwellwithcopd.com/

Neff, T. A., & Petty, T. L. (1971). Outpatient care for patients with chronic airway obstruction--emphysema and bronchitis. *Chest, 60*(2), Suppl: 11S-17S.

Organization, W. H., The 10 leading causes of death. Retrieved from http://www.who.int/mediacentre/factsheets/fs310/en/

Organization, W. H. (2008). world health Statistics 2008. Retrieved 2017.9 http://www.who.int/whosis/whostat/2008/en/

Organization, W. H. (2010). Package of essential NCD interventions for primary health care: cancer, diabetes, heart disease and stroke, chronic respiratory disease. Retrieved from http://www.who.int/cardiovascular_diseases/publications/pen2010/en/

Ries, A. L., Kaplan, R. M., Limberg, T. M. & Prewitt, L. M. (1995). Effects of pulmonary rehabilitation on physiologic and psychosocial outcomes in patients with chronic obstructive pulmonary disease. *Ann Intern Med, 122*(11), 823-832.

Rochester, C. L., Vogiatzis, I., Holland, A. E., Lareau, S. C., Marciniuk, D. D., Puhan, M. A., . . . ZuWallack, R. L. (2015). An Official American Thoracic Society/European Respiratory Society Policy Statement: Enhancing Implementation, Use, and Delivery

122

of Pulmonary Rehabilitation. *Am J Respir Crit Care Med, 192*(11), 1373-1386. doi: 10.1164/rccm.201510-1966ST

Society, A. T. (1987). Standards for the diagnosis and care of patients with chronic obstructive pulmonary disease (COPD) and asthma. This official statement of the American Thoracic Society was adopted by the ATS Board of Directors, November 1986. *Am Rev Respir Dis, 136*(1), 225-244. doi: 10.1164/ajrccm/136.1.225

Spruit, M. A., Singh, S. J., Garvey, C., ZuWallack, R., Nici, L., Rochester, C., . . . Wouters, E. F. (2013). An official American Thoracic Society/European Respiratory Society statement: key concepts and advances in pulmonary rehabilitation. *Am J Respir Crit Care Med, 188*(8), e13-64. doi: 10.1164/rccm.201309-1634ST

Wagner, E.H., Davis, C., Schaefer, J., VonKorff, M., Austin, B. (1999). A Survey of leading chronic disease management programs: are they consistent with the literature?. Managed Care Q, 7(3), 56-66.

Living Well with COPD 日本語版「COPD ライフ」製作スタッフ. (2016) COPD ライフ ―COPD とうまくつきあう―. Retrieved from http://www.livingwellwithcopd.com/

Zwerink, M., Brusse-Keizer, M., van der Valk, P. D., Zielhuis, G. A., Monninkhof, E. M., van der Palen, J., . . . Effing, T. (2014). Self management for patients with chronic obstructive pulmonary disease. *Cochrane Database Syst Rev* (3), Cd002990. doi: 10.1002/14651858.CD002990.pub3

シャラン・B・メリアム, ローズマリー・S・カファレラ. (2009). *成人期の学習 理論と実践* (立田慶裕, 三輪健二, Trans. 2 刷 ed.). 鳳書房.

厚生労働省. (2012). 健康日本 21. Retrieved from http://www.kenkounippon21.gr.jp/

日本呼吸器学会在宅呼吸ケア白書作成委員会. (2005). *在宅呼吸ケア白書*. 文光堂.

日本呼吸器学会肺生理専門委員会在宅呼吸ケア白書ワーキンググループ. (2010). *在宅呼吸ケア白書 2010*. メディカルレビュー社.

(若林律子)

第 **7** 章 認知症ケアにおけるコミュニケーション

1. は じ め に―認知症ケアの現況―

　第1章において、本書が依拠するコミュニケーションの定義「シンボルを介した人間の相互作用の中で、意味が作られ反映されるダイナミックでシステマテイクなプロセスである」（Wood 1994）が示された。そして、この定義が重視するシンボルを介しての意味の共有は、シンボルの送り手と受け手の人間存在のありようや、両者の関係性、シンボルの共有がなされようとしている場の文脈の中で捉えていく必要があることが指摘された。認知症を有する人（以下、認知症の人とする）は、このような要素を含むダイナミックでシステマティックなプロセスであるコミュニケーションに支障をきたす要因となる認知機能障害を抱えている。したがって、認知症の人の認知機能障害の特徴を理解したうえでコミュニケーションをとっていくことが必須である。

　また、認知症ケアにおけるコミュニケーションは、認知症ケアをめぐる社会的な状況、すなわち、社会を構成する人々が認知症の人をどのような存在として受け止めているか、どんなケアを目指そうとしているのかなどによって影響を受ける。例えば、認知症の人を「何もわからなくなった人」という存在として捉えてしまう社会なのか、そうでないかによって、コミュニケーション場面の認知症の人とケア提供者の関係性は異なり、両者のコミュニケーションに影響を及ぼすであろう。そこで、本章では認知症ケアの現況について確認しておくこととする。

　現在、認知症ケアの理念として、Person-centred Care は世界の保健医療福祉の分野に普及しており、英国、オーストラリア、スウェーデンでは高齢者ケアガイドラインなどにも目指すべき理念として示されている（鈴木 2013）。認知症の Person-centred Care とは、「年齢や健康状態にかかわらず、すべての人々に価値があることを認め尊重し、一人ひとりの個性に応じた取り組みを行い、

125

第 7 章　認知症ケアにおけるコミュニケーション

認知症をもつ人の視点や人間関係の重要性を強調したケア」(Kitwood／高橋 2005) である。また、Kitwood／高橋 (2005) は認知症ケアにおける新たな最優先課題は、相互行為の質の改善であるともと述べている。認知症ケアにとって、本書のテーマであるコミュニケーションおよび相互行為が重要であることがわかる。

　わが国においても、2015 年に「認知症施策推進総合戦略」(新オレンジプラン) が策定され、「認知症の人の意思が尊重され、できる限り住み慣れた地域のよい環境で自分らしく暮らし続けることのできる社会の実現をめざす」という基本的考え方が明示されている (厚生労働省・他 2015)。この基本的考え方は、前述した Person-centred Care の定義と重なるといえよう。このプラン策定の背景には、認知症者数が、2012 年で 462 万人と推計され、2025 年には約 700 万人、高齢者の約 5 人に 1 人に達することが見込まれていることがある。また、本プランでは、今や認知症は誰もが関わる可能性のある身近な病気であること、厚生労働省のみでなく内閣府や警察庁、国土交通省など 11 の関係省庁による共同策定であることが強調されている。

　このプランの 7 つの柱を図 7-1 に示した。これまでの施策は認知症の人を支える側の視点に偏りがちであったという観点から、認知症の人やその家族の視

図 7-1　新オレンジプランの 7 つの柱

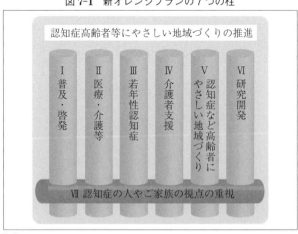

(出所) 厚生労働省 HP　http://www.mhlw.go.jp/file/06-Seisakujouhou-12300000-Roukenkyoku/17kaitei_orangeplan_gaiyou.pdf

点の重視を基盤とするプランとして示された。実際に、認知症の人による「日本認知症ワーキンググループ」が本プランの策定にかかわっている。同時に、本プランには、認知症への理解を深めるための普及・啓発の推進があげられており、本プランの基本的な考え方等が社会全体に普及していない現状にあることを示しているといえる。例えば、前述した「日本認知症ワーキンググループ」結成の背景には、「認知症になったら何もわからない」という偏見、「認知症の人が引き起こす問題に対する周囲の対応」が議論の中心になっていること、「早期診断が広がったが診断後の支援体制の不備による早期絶望」などがあるという（生井 2017）。

　すなわち、わが国における認知症ケアの現況としては、Person-centred Care と同様の考え方に基づいた認知症施策が推進されている一方、現実にはその施策が目指す実践が普及し、認知症の人の意思が尊重され、できる限り住み慣れた地域のよい環境で自分らしく暮らし続けられる社会には至っていない現状にあるといえよう。

2. 認知症による脳の器質的障害とコミュニケーションに関与する機能の特徴

2.1　認知症の定義とアルツハイマー型認知症

　認知症とは、一度正常に達した認知機能が後天的な脳の障害によって持続的に低下し、日常生活や社会生活に支障をきたすようになった状態を指す（一般社団法人日本認知症ケア学会 認知症ケア用語辞典編纂委員会 2016）。米国国立老化研究所／Alzheimer 病協会ワーキンググループの認知症の診断基準は、①仕事や日常生活の障害　②以前の水準より実行機能が低下　③せん妄や精神疾患ではない　④病歴と検査による認知機能障害の存在　⑤次の 2 領域以上の認知機能や行動の障害：領域 a. 記銘記憶障害　b. 論理的思考・実行機能・判断力の低下　c. 視空間認知障害　d. 言語機能障害　e. 人格・行動・態度の変化、と要約されている（日本神経学会「認知症疾患診療ガイドライン」作成委員会 2017）。

第 7 章　認知症ケアにおけるコミュニケーション

　認知症の病型には、アルツハイマー型認知症、血管性認知症、レビー小体型認知症、前頭側頭型認知症があるがそれぞれに脳の器質的な障害が異なる。したがって、本項では、発症率が最も高いアルツハイマー型認知症（日本神経学会「認知症疾患診療ガイドライン」作成委員会 2017）に絞って述べる。

　アルツハイマー型認知症は、脳内の異常たんぱく質であるアミロイドベータタンパク質が線維化して老人斑となって蓄積し、その影響により神経線維の異常が現れると考えられている。特に、神経原線維変化の形成やシナプスの減少などの異常が病気の進行に深く関わっており、この異常にはタウタンパク質の性状の変化が原因しているといわれている（国立精神・神経医療研究センター 2017）。磁気共鳴断層撮影（MRI）画像では、側頭葉内側部、側頭頭頂後頭移行部の萎縮が特徴的である。特に側頭内側部を構成する海馬の萎縮が初期から確認される。脳血流・代謝検査では、初期には内側側頭葉領域や側頭頭頂移行部および後部帯状回の血流・代謝低下を認め、進行とともに一次感覚運動群、基底核を除く大脳全般の低下を認めるようになる（博野 2007）。初期からの萎縮が見られる海馬は記憶を形成し、頭頂葉や側頭葉はそれらが転送されて保存される働きをする。また、前頭葉は思考や判断、実行（遂行）機能などの高次脳機能を担う（Carter, et al. ／養老・他 2012）。アルツハイマー型認知症の臨床症候の特徴は、①潜行性に発症し、緩徐に進行する　②近時記憶障害で発症することが多い　③進行に伴い、見当識障害や遂行機能障害、視空間障害が加わる　④アパシーやうつ症状などの精神症状、病識の低下、取り繕い反応といった特徴的な対人行動が見られる　⑤初老期発症例では、失語症状や視空間障害、遂行機能障害などの記憶以外の認知機能障害が前景に立つことも多い　⑥病初期から著名な局所神経症候を認めることはまれである（日本神経学会「認知症疾患診療ガイドライン」作成委員会 2017）と示されている。すなわち、アルツハイマー型認知症の人に現れる症状は進行性である。出現する症状やそれによる日常生活や社会生活への支障の状態によってケア内容も同じではないため、症状の進行度合いによって軽度、中等度、重度と分けて把握することが必要となる。重症度を判定する評価尺度はいくつかあるが、ここでは観察式の評価尺度として国際的に汎用されている Clinical Dementia Rating（CDR）を紹介しておく（表 7-1）。

128

2. 認知症による脳の器質的障害とコミュニケーションに関与する機能の特徴

表7-1　Clinical Dementia Rating（CDR）

	健康 （CDR 0）	認知症の疑い （CDR 0.5）	軽度認知症 （CDR 1）	中等度認知症 （CDR 2）	重度認知症 （CDR 3）
記　　憶	記憶障害なし 時に若干のもの忘れ	一貫した軽いもの忘れ 出来事を部分的に思い出す 良性健忘	中等度記憶障害、とくに最近の出来事に対するもの 日常活動に支障	重度記憶障害高度に学習した記憶は保持、新しいものはすぐに忘れる	重度記憶障害断片的記憶のみ残存
見　当　識	見当識障害なし	同左	時間に対しての障害あり、検査では場所、人物の失見当なし、しかし時に地理的失見当あり	常時、時間の失見当 時に場所の失見当	人物への見当識のみ
判断力と問題解決	適切な判断力、問題解決	問題解決能力の障害が疑われる	複雑な問題解決に関する中等度の障害 社会的判断力は保持	重度の問題解決能力の障害 社会的判断力の障害	判断不能 問題解決不能
社会適応	仕事、買い物、ビジネス、金銭の取り扱い、ボランティアや社会的グループで、普通の自立した機能	左記の活動の軽度の障害もしくはその疑い	左記の活動のいくつかにかかわっていても、自立した機能が果たせない	家庭外（一般社会）では独立した機能は果たせない。	同左
家庭状況および趣味・関心	家での生活趣味、知的関心が保持されている	同左、もしくは若干の障害	軽度の家庭生活の障害 複雑な家事は障害 高度の趣味・関心の喪失	単純な家事のみ 限定された関心	家庭内不適応
介護状況	セルフケア完全	同左	ときどき激励が必要	着衣、衛生管理など身の回りのことに介助が必要	日常生活に十分な介護を要する しばしば失禁

（出所）大塚・本間, 1996. 高齢者のための知的機能検査の手引き. ワールドプランニング. **p.66**

2.2　アルツハイマー型認知症とコミュニケーションに関与する機能の特徴

　前述したとおりアルツハイマー型認知症の病理は進行性であり、初期からすべての機能が低下するわけではない。そのためアルツハイマー型認知症の進行

第7章 認知症ケアにおけるコミュニケーション

が、コミュニケーションに及ぼす影響を認知機能、言語機能、感情機能の面から理解することが重要である。

2.2.1 認知機能

（1）低下する認知機能

アルツハイマー型認知症の脳の器質的障害に起因する認知機能の障害は、初期には記憶障害から現れる。記憶とは、記銘（物事を覚えこむ）、保持（一定期間覚えて保つ）、再生（必要な時に思い出す）のプロセスから成り立つ。また、記憶には時間的な種別として、即時記憶（数秒～数十秒）、近時記憶（数分・数時間～数週間）、遠隔記憶（近時記憶より長い年単位）がある。内容的な種別としてエピソード記憶（経験した出来事の記憶）、意味記憶（保持している知識）、手続き記憶（身体で覚えている記憶）がある。アルツハイマー型認知症の人には、初期から新しい記憶を形成して保持する機能に障害が生じ、近時記憶とエピソード記憶障害が現れる。

中等度になると、記憶障害に加え、見当識障害、遂行機能障害があらわれてくる。見当識とは、個人に関連する人・時間・場所に関する認識のことである。なかでも時間と場所の見当識は時々刻々と変化していくものであり、常に最新のものに更新される必要があるが、記憶障害があるとそれが困難になり、見当識障害が起こる。遂行機能障害とは、ある目的の行動を成し遂げるための目標の設定・計画の効率的な実行（判断や問題解決を伴う）がうまく機能しない状態をいう。失認は感覚器から入ってきた情報の区別がつかない、失行とは身体的な運動機能の障害がないのに動作がうまくできない状態をいう。認知症の人すべてに加えて現れる症状ではないが、失語があると言葉が意味するものや物の名前がわからなくなる。失認があると対象物や自分の感覚が識別できなくなる。これらの認知機能障害が出現し日常生活や社会生活に支障をきたすほどになった場合に認知症の中核症状となる。アルツハイマー型認知症が重度になると大脳全般の萎縮が進むため、中等度の時期には保たれていた記憶の機能にも障害が現れてくる。

また、近年ではアルツハイマー型認知症に限定しない認知症全般で、比較的早期から全般的注意の持続、選択性、その配分が障害されることが多いことが

130

2. 認知症による脳の器質的障害とコミュニケーションに関与する機能の特徴

示されている。全般的注意が低下すると一度に処理できる情報量が減るため、複雑なことについて理解したり、反応することが困難になる（日本神経学会「認知症疾患診療ガイドライン」作成委員会 2017）。

(2) 低下しにくい認知機能

　アルツハイマー型認知症が重度になる前は、即時記憶、高度に学習した記憶、遠隔記憶（近時記憶より長い年単位の記憶）、手続き記憶（身体で覚えている記憶）、人に対する見当識は比較的保たれる。それらの機能が保持されていることによって、具体的には下記のようなコミュニケーション行為は可能であるといえよう（小山 2015）。

・即時記憶の保持：その場その場での数秒単位のやりとり
・遠隔記憶の保持：昔の思い出を話す・昔からなじんでいる歌を歌う
・手続き記憶：慣れ親しんだ作業を介したやりとり・身体で覚えている日常生活動作
・高度の学習した記憶：長年かけて身につけてきた挨拶には挨拶を返す、質問には回答するなどの日常会話のルールにのっとったやりとり、学問・仕事上獲得してきた知識
・相手がどのような職業や立場の人がわかればそれに応じた行為をする（例：医師に対して尊敬を示す対応）

2.2.2　言葉を理解する、話すための機能

　私たちは言葉によってコミュニケーションを行うとき、言葉を理解する側頭葉ウエルニッケが働き、言葉を話すときは前頭葉ブローカ野が働く。文字を書いたりするときには角上や縁上回が働く（飯干 2011）。これらの機能障害は失語である。アルツハイマー型認知症の人に失語が生じる場合もあるが、すべての人に現れる症状ではない（一般社団法人日本認知症ケア学会　認知症ケア用語辞典編纂委員会編 2016）。したがって、失語がある場合をのぞいて、軽度や中等度の時にはこれら機能障害までには至らないといえよう。

　また、相手が発した言葉や文字を理解するためには、脳にたくさんの言葉が蓄えられていることが必要となる。言葉が蓄えられている部位は側頭葉といわ

131

第 7 章　認知症ケアにおけるコミュニケーション

れる部位の意味野であると考えられている（飯干 2011）。例えば、特定の用語を知らずその言葉が意味野にない場合には、その用語を示す言葉が理解できず話すこともできない。この意味野には、人生の初期に覚えた言葉が深く残っており、人それぞれが歩んできた生活によって大きく異なるという（飯干 2011）。大脳全体の萎縮が進む重度にならなければ、意味野に蓄えられた言葉自体が消失するわけではない。また、意味野に蓄えられている言葉がその人の歩んできた生活によって特徴づけられることがわかる。認知症の人の生活歴を理解することが、その人の意味野にある言葉を理解し、それらをコミュニケーションに活用することが可能であることを示唆する。

2.2.3　感情機能

　感情とは人や事物に対して抱く喜怒哀楽などの気持ちである。また、感情には感情の原因や対象が明確である一時的な強い感情は情動、比較的持続的で認知の背景にあるような弱い感情は気分とよばれる、両方が含まれる（海保・他 2010）。情動は、大脳辺縁系の視床下部や下垂体を含む様々な部位におけるネットワークの中で生じる（Carter, et al. ／養老・他 2012）。大脳全体に萎縮が進行する重度になる前は、感情機能の全てが障害されることはないといえよう。実際に、快・不快の調査で健常な高齢者も認知症の高齢者も快適な状況を好むこと（Hoffman, et al. 1985）、なじんだ人には好意的になることについての調査研究が報告されている（Sainsbury & Corisyine 1986）。

　認知症の定義に明示されているように、認知症の人の認知機能障害は一旦成熟した後に生じたものであり、その人なりの生活歴や価値観をもって生活してきた成人期以降から老年期の人々である。実際に、認知症の人は今まで出来ていた日常生活や社会生活に支障をきたすことに対して初期には焦りや怒り、中等度の時期には不安や困惑を感じている（Bryden ／馬籠 2017；橋本 2013；水野 2008）ことが明らかになっている。

　また、感情と認知は意識にのぼらなくても密接に関係し合っている。強い感情を伴った出来事が起こった場合、出来事そのものは忘れても感情自体は残る（飯干 2011）。例えば、レクレーションで楽しい交流をしたという出来事自体は忘れても、その場で抱いた楽しかったという感情は残るのである。したがっ

132

3. 認知症の人とのコミュニケーションの基本

て、出来事の場面で表出される認知症の人の言動を引き起こしている感情に焦点をあて、その感情を引き起こしている認知症の人にとっての意味を共有できるようなコミュニケーションの取り方が求められる。認知症の人の感情に焦点を当てた具体的なコミュニケーションの検討については、次々項で述べる。

3. 認知症の人とのコミュニケーションの基本

前項で示したコミュニケーションに関与する低下する機能や低下しにくい機能は、複合して認知症の人のコミュニケーションに影響を及ぼす。認知症の人とケア提供者がシンボルを介しての意味の共有ができるコミュニケーションをするためには、認知症の人の低下する認知機能を補い、保持されている機能を生かす工夫をすることが基本となる。

3.1 基本的なコミュニケーションの方法

3.1.1 状況や文脈の理解を助ける

シンボルを介しての意味の共有としてのコミュニケーションは、シンボルの共通がなされようとしている場の文脈の中でその意味を捉えていく必要がある。近似記憶障害・エピソード記憶障害および見当識障害があると、場の文脈の理解が困難になり、場の状況に応じたコミュニケーションができにくくなる。まずは、コミュニケーションの場そのものについて理解できるように工夫する。たとえば、特定の場面に関することについて話すときには、実際の場面があるところ、あるいは類似の場面がわかる写真や図などを用いて、当該場面の設定をしてから話をする。例えば、入浴の話は浴室が見える場所で行うなど工夫するとよい。

また、長い時間かけて獲得してきた日常会話のルール等は保持されているため、コミュニケーションの相手がどんな立場の人か分かれば、その立場の人に対するその場その場での対話は可能であることが多い。例えば、対話の相手が初対面の来訪者であると分かれば、来訪者を迎える家人としての対話ができる。したがって、コミュニケーションをとる時には「私はあなたと話にきた者

133

第 7 章　認知症ケアにおけるコミュニケーション

ですよ」「看護師ですよ」などと言葉をかけて、認知症の人の理解度を確認して
から、用件についてわかりやすく話をする。また、複数で会話をするときには、
話し相手をわかりやすく紹介してから、また、その都度紹介しながら会話する
とよい。

3.1.2　メッセージ内容の工夫をする

　まず、貴方に話しかけていますよ、ということが明確に伝わるように相手の
視野に入って視線を合わせて話しかける。人と話したり行動するときの二人の
間の距離を指す対人距離には、相手がだれであるか、話や行動が何かによって
適切な距離がある。45〜120cm が個人的距離といわれ、相手の気持ちを察しな
がら個人的なことを話し合える距離とされる（飯干 2011）。認知症の人の感情
に焦点を当てることが重要なので、この距離を基本とするとよい。近年、紹介
されたユマニチュードでは、「ケアを受ける人の正面から近づき、その視線をつ
かみに行く」と強調している（本田・他 2014）。話し方は、ゆっくり、低く、落
ち着いた話し方をすることが基本である。特に、認知症の人が高齢の場合に
は、老人性難聴があることが多く、「カクテルパーティー現象（さまざまな音を
選んで聞き取ること）が困難になる」、「高い音が聞こえにくい」という特徴が
あるため、上記の工夫は重ねて重要である。

　認知症の人は比較的早期から全般的な注意が低下するため、一度に処理でき
る情報量が減ることは前述した。そのため、話す内容は一度に複数の内容をも
りこまず、一回の発話では伝えたいことや確認したいことを一つにすることが
基本である。発話した内容が伝わらないときは、表現を変えてみる、話し言葉
ではなく文字を使う、などの工夫も必要である。さらには、前述したように相
手の意味野の特徴を把握し、蓄積されている言葉を使うことも有効であろう。
また、認知症の人が遠隔記憶として保持し、今も自分がその時の職業や地位に
あると思っている場合は、そのことを理解した上での言葉づかいを工夫するこ
とも必要である。

　質問をする場合には、閉じた質問が役に立つ。例えば、病院内の「どこに行
きたいか」という開いた問いで訪ねると、病院内が理解されず病院外の行きた
い場所を回答することになってしまう場合がある。この場合は、具体的にテレ

3. 認知症の人とのコミュニケーションの基本

ビのある場所か、花が咲いている庭かなどの選択肢を挙げて質問する方がよい。ただし、閉じた質問には二者択一し、相手の自由な選択を狭めてしまう可能性もある。場面に応じて、2つの質問を使い分けることが必要である。なお、「なぜそうしたいのか」というような理由を問われる質問は、認知症の人には難しいといわれている（Feil／藤沢 2001）。「何が」や「どこへ」などの質問により、本人にとっての理由に該当する回答をさぐっていくコミュニケーションが必要となる。

　また、内容が伝わる動作、感情が伝わるような表情、タッチなど非言語的コミュニケーションの活用も工夫したい。非言語的コミュニケーションについては、第5章で解説している。例えば、ぼんやりとしている、注意が散漫である場合には、認知症の人の背中や腕などにタッチして注意を引き付けてから話をするとよい。なお、感情機能は保持されているので、認知症の人に否定的な感情をもたらす厳しい怖い表情、緊張を与える忙しそうな動作、などは話が伝わりにくくなることを増強するので注意しなければならない。

3.1.3　感情に焦点を当てて応答する

　繰り返し述べてきたように、近似記憶・エピソード記憶・場所や時間の見当識に障害がある認知症の人は、時間の流れの中での状況の理解が困難になる。したがって、その場の状況にふさわしいコミュニケーションがとりにくい。ケア提供者が前述した3.1.2を実行しても常に有効に作用して伝えたい意味が共有できるとは限らない。

　ケア提供者は自分の発話に対する認知症の人の応答をよく聞くことが重要である。前述したとおり、認知症の人は感情機能を保持している。感情と認知は意識にのぼらなくても密接に関係し合っている。したがって、認知症の人の言動を引き起こしている感情に焦点を当て、その背景にある理由や意味を共有できるようなコミュニケーションの取り方が求められる。

　まずは、認知症の人が抱いている感情に共感していることを、言葉・表情・態度で伝える。その方法として、本人の言葉をそのまま復唱する（単純反復）、○○ですかなど相手が言ったことを自分の言葉にして繰り返す（言い換え）の使用がある。これらの方法は、話したことをきちんと聴いているということを

135

第 7 章　認知症ケアにおけるコミュニケーション

相手に伝える「聴き方」の方法である（杉本 2008）。また、認知症の人が発話の背景にある、本人なりの事情・問題を理解できるようなコミュニケーションの工夫をする必要がある。単純反復・言い換えは「聴き方」の方法であるが、「聴き方」以外にも、押しつけがましくならずに、相手から情報を引き出し、発言の裏にある相手の事情がわかることにも役立つといわれている（杉本 2008）。認知症の人との超コミュニケーション法として紹介され活用されているバリデーション（Feil ／藤沢 2001）においても、テクニックの一つとしてリフレージング（本人の言うことを繰り返す）が示されている。認知症の人は自分の言ったことを確認され、安心するという、実例をあげて説明している。さらには、本人独自の表現（話題、表現上の個性など）はどのようなものかを把握しておくと、認知症の人の言葉の理解を助けることになる。認知症の人の感情に焦点を当てたコミュニケーションの実際については、次項で述べる。

　感情は、それぞれ特有な顔を表情や声の調子などを有し、その表出を通して周囲の他者の感知するところとなる（藤田 2007）。ケア提供者として認知症の人の感情に焦点を当てるためには、それを感知できなければならず、第 5 章で解説している非言語的コミュニケーションのもつ意味は大きい。また、否定的な感情をもたらすケア提供者の厳しい怖い表情、緊張を与える忙しそうな動作、などは厳に避けなければならない。

3.1.4　阻害する因子を減らす

　自分が置かれている状況が明確にわからないでいる認知症の人にとって、周囲の騒音、人の動きは過剰な物理的刺激となり、イライラや困惑を生じさせる。できるだけ、静かで落ち着いた環境であることが望ましい。また、過度の不安や困惑している状態にないか、それらを助長するものが何か把握して低減しておくことが必要である。前述したとおり、これらの状態は心理的な阻害因子となり、理解してほしいことを伝えること自体が困難になるからである。

3.2　行動・心理症状とコミュニケーション

　認知症には、脳の器質的障害によって低下する認知機能障害による中核症状と二次的に出現する行動・心理症状（behavioral and psychological symptoms of dementia：以下 BPSD とする）がある。BPSD は、認知機能障害を基盤に、身体的要因、環境要因、心理的要因などの影響を受けて出現する症状である（図7-2）。焦燥的興奮、攻撃性、脱抑制、異常行動（徘徊、攻撃的行動など）などの行動症状と、不安、うつ、幻覚、妄想などの心理症状がある（日本神経学会「認知症疾患診療ガイドライン」作成委員会 2017）。BPSD は、認知症の二次的症状であり、認知症の人すべてに現れる症状ではない。認知症の人は、身体的不調や自分を脅かす過度の刺激などの事柄を自分が置かれている状況の中で自ら適切に解決することが難しい。解決を助ける適切なケアが得られない状況の中で認知症の人なりに対処しようとした結果が、興奮など心理的症状や徘徊などの行動面の症状として現れると考えられている（橋本 2013：小山 2015）。

前述したとおり、認知症の人は認知機能障害を抱え不安・困惑がある中で、生活上の様々なことに対処しようとしている。しかし、認知機能障害があるため周囲の状況に適した対処行動が難しく、対処の結果としての行動が家族やケア提供者側から徘徊や介護への抵抗といった BPSD と受け止められしまうことが少なくない。BPSD と判断される言動が出現している場合は、それらの背

図 7-2　認知症の症状

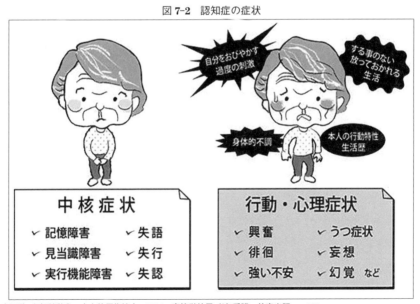

（出所）文部科学省，小山他編集協力，2014．高等学校用 老年看護．教育出版，**p.185**

第 7 章　認知症ケアにおけるコミュニケーション

景に不安や困惑および本人なりの理由がある。本人はそれらの感情の中にいて、理由となっていることに対応することに必死な状態であるため、他者が送り手となるコミュニケーションは困難になる。

　まずは不安や困惑を低減し、表出している言動の本人なりの理由を探りながら、その理由にアプローチをして本人が納得できる解決が図れるようなコミュニケーションが求められる。しかし、暴言や暴力行動などの興奮が強い BPSD が発症している場合には、タッチしたり近づきすぎたりすると、興奮を助長してしまう恐れもある。この場合には、離れたところから危険がないか観察しつつ、対処方法を考えることが必要である。BPSD の有病率は無為約 70％、興奮・うつ・妄想・不安・易刺激性約 30〜35％であり、軽度の時期には無為やうつ、中等度以降になるとほとんどの BPSD が増加していくと報告されている（橋本 2013）。BPSD を出現させないようなケア、このケアを可能にするコミュニケーションが必要となる。

4.　認知症の人とケア提供者の相互行為に基づく　　コミュニケーションの検討

　本稿では、第 2・4 章で提示された相互行為としてのコミュニケーションという観点から、認知症の人とケア提供者のコミュニケーションの過程を検討する。この検討をとおして、認知症の人との効果的なコミュニケーションのあり方を探索する。

4.1　認知症の人の感情に焦点を当てたコミュニケーション

　認知症の人は認知症の中核症状を抱え、不安・困惑がある中で生活上の様々なことに対処しようとしている。認知症の人の言動の背景には本人なりの事情があり感情が伴っている。言動に伴っている感情に焦点を当て、言動の背景にある事情を理解して、それらの事情について本人が納得した解決につながるようなコミュニケーションが求められる。本章では、筆者が過去に経験した事例を基に、匿名化して解説する。

4. 認知症の人とケア提供者の相互行為に基づくコミュニケーションの検討

> **事例紹介** KM 氏、84 歳女性、夫他界後鍋を焦がすなどみられ、専門医受診しアルツハイマー型認知症と診断される。5 年前より長男夫婦と同居。家族関係は良好。現在、CDR2（中等度）、要介護 2、訪問介護とデイサービスを利用し、家族の見守りや介助を受けて暮らしている。高血圧の既往があるが服薬なし。他身体的疾患なし。おしゃれで、きちんとした性格である（家族よりの情報）
> ○右の股関節の痛みがあり、近医を受診。変形性股関節症の診断を受け、人工股関節置換術目的で整形外科病棟に入院となった。本人には、長男から痛む膝を治療するため、病院に入院にする旨説明したところ「そうなの」と返答していた（家族よりの情報）。

4.1.1 入院時の場面

KM 氏が整形外科病棟に入院してきた場面で、次のようなコミュニケーションがあった。

表内の番号は相互行為の順番、無印部分は発話、（　　）は観察した動作等を表す。

> 抜粋 1
> 1　看護師：KM 様ですね。整形外科病棟看護師の○○です。
> 2　　　　　　よろしくお願いいたします。
> 3　KM 氏：私、間違ってきちゃったみたい。帰らせて頂きます。
> 4　看護師：ここは病院だから大丈夫ですよ。さあ、病室に行きましょう。
> 5　KM 氏：う〜ん
> 　（困惑しているような表情であるが、看護師に誘導されながら病室へ入った）

1、2 行目は、看護師の入院してきた患者への自己紹介と挨拶である。この発話を「挨拶」として聞くことができれば、認知症が中等度である KM さんは日

139

第 7 章　認知症ケアにおけるコミュニケーション

常会話のルールは保持しているので、挨拶で応答することはできると考えられる。しかし、KM 氏は「間違って来た」という状況と帰宅の意思を表明をしている（3 行目）。3 行目の発話が何故ここで成されるのか。中等度のアルツハイマー型認知症がある KM 氏は、即時記憶は保持されているので入院という（この場面より先に行われていた）家族の説明にその場では理解できる。しかし、近時記憶、エピソード記憶の障害があるため、その記憶は保持できず抜粋 1 の時点では明確に覚えていることができない。KN 氏は場の状況や文脈が理解できず、また、看護師の発話を挨拶として聞くことを阻む何らかの感情が生じており 3 行目の応答になったといえよう。このことを理解するならば、3 行目の発話が意味している、間違って来ちゃったから帰らなきゃと困っているという感情に焦点を当てて、その発言の裏にある KM 氏にとっての困惑の理由を引き出す発話をする必要がある。

　しかし、看護師の 4 行目の発話は、KM 氏にとっての困惑の理由に焦点を当てることなく、とにかく何も問題となるべきものはないと言う趣旨の発言（「病院だから大丈夫」）をすることによって、病室への「誘い」を行う。この場面における看護師の「入院患者を病室に案内する」という業務を遂行しようとしているといえよう。こうした発言の背景には、「KM 氏は認知症である、認知症の人がつじつまがあわない応答するのはしかたがない」といった捉え方が存在していることがうかがえる。

　5 行目で、KM 氏は「う〜ん」と躊躇の発話をして回答を遅延している。4 行目の後半で行われた看護師の「（病室への）誘い」に対しては、通常それに対する「受諾」か「拒絶」が行われることが期待される。「誘い」の直後に生じている KM 氏の「う〜ん」という躊躇表示は、誘いへの返答を遅延させている。誘いには拒否が避けられ承諾が優先するという日常会話のルールがある（Levinson ／安井・他 1990）ことが知られており、返答が躊躇表示などによって遅延することは承諾の拒絶（高木・他 2016）がくることを強く推測させる働きをする。しかし、看護師は患者のその拒絶を予期させる発話と捉えることができず、自分の誘いをそのまま実行し、結果的に KM 氏は病室にいくことになった。この場面では、KM 氏を病室に案内するという看護師の目的は達成されているといえる。

140

4. 認知症の人とケア提供者の相互行為に基づくコミュニケーションの検討

　しかし、4・5行目の相互行為では、3行目で示されたKM氏の「間違ってき
ちゃったから帰らなければ」というKM氏の困った気持ちには焦点が当てられ
ることはなく、またその感情は共有されず、解決もされていない。エピソード
記憶障害のあるKM氏は、この場面の出来事は覚えていられないが、出来事に
伴って生じた感情は残る。したがって、自分の困った気持ちに応じてもらえな
かったという負の感情も加わり、今ここにいることへの不安を増大させている
ことも考えられるだろう。実際に、病室に行ってからもKM氏は、同様の言葉
を繰り返した。その後も看護師にこの言葉の意味が共有されないままの状態が
続き、自分で家に帰るという対処行動をとることになった。なぜならば、間
違ってしまったところに来た場合は、出かけてきた先、つまり自宅に帰るとい
う対処行動をとることは自律して生活してきた大人として通常の対処であるか
らである。KM氏は中等度のアルツハイマー型認知症者であるが、長い時間か
けて学習してきた記憶は保持されている。しかし、認知症の人が自分で何とか
対処しようとして家に帰るために一人でエレベータに乗るという行動をとるこ
と、それに伴う転倒等のリスクが予測されることから、この行動は徘徊という
BPSDとして判断されてしまう。ただ、間違ってきたという不安や困惑の中で
家に帰ろうとしている本人なりの行動を危ないという理由だけで制止すること
になり、さらに本人の困惑を増強させ、その後もケアへの抵抗と名付けられる
行動を引き起こし、ケア提供者側にとっても困難な状況になってしまった事例
であった。
　では、どのようにコミュニケーションをとることが効果的なのだろうか。具
体的には、下記の抜粋2に示したようなコミュニケーションであろう。どのよ
うにすれば良かったのかを検討するため、家族から入院当日の家で様子を伺っ
たところ、「こんな服ででかけられない」といっていたが「病院ではパジャマに
なるから」と説得したという情報があった。下記、5行目のKM氏の発話は、
この情報を基に推測して構成したものである。

第7章　認知症ケアにおけるコミュニケーション

抜粋2

1　看護師：KM様ですね。整形外科病棟看護師の○○です

2　　　　　よろしくお願いいたします

3　KM氏：<u>私、間違ってきちゃったみたい。帰らせて頂きます</u>

4　看護師：<u>何を間違えちゃったのですか</u>

5　KM氏：そうなの、<u>間違ちゃったの。こんな服着て来ちゃって、恥ずかしい</u>

6　看護師：<u>お召しになっていらっしゃるお洋服ですか。よくお似合いですよ</u>

7　KM氏：そうかしら

8　看護師：はい。着換えにお帰りにならなくても<u>大丈夫ですよ</u>

9　KM氏：そうね、あなたが言うのなら

10看護師：では、あちらに一緒に行きましょう

　　（落ち着いた様子で、看護師に誘導されながら病室へ入った）

　抜粋2のコミュニケーションの要点は、看護師の4行目の発話である。この発話は3行目のKM氏の間違えてきてしまったと困惑している感情に焦点をあてた発話である。この発話は前述した相手が言ったことを自分の言葉に置き換えて繰り返す（つまり、「間違い」という患者の発言の一部分を再利用して、質問形式に置き換えることによって、患者の発言の意味を確認する）言い換え（杉本2008）という技法である。この技法の使用によって、看護師による4行目の質問への応答であるKM氏の5行目の発話からわかるように、KM氏は自分の気持ちがわかってもらえたと受け止めて、間違ってきちゃったという気持ちにつながっている本人にとっての困惑の理由（「こんな服着て来ちゃっ」たこと）が、適切に引き出されているのである。

　相手が困惑している感情をもたらしている事情や理由がわかれば、それに対して本人の納得につながる解決のための応答（6行目）が可能になる。その応答にKMさんが納得した（9行目「そうね、あなたが言うのなら」）後であれば、看護師の「大丈夫」（8行目）という発話は、KM氏の困惑の理由に具体的に焦点化されたものとなる（8行目「着換えにお帰りにならなくても大丈夫」）から、

142

KM氏にとって本当の意味で大丈夫であると伝わるのである。本場面のようなコミュニケーションプロセスを辿ることができれば認知症の人と看護師間でのお互いの発言の意味の共有が可能になるだろう。このようなコミュニケーションが可能になるには、本章2・3項で述べてきた認知症の人の言動の意味への理解を深めることが必要である。

　看護師が用いるコミュニケーションとして非言語的コミュニケーションも重要であることはいうまでもない。認知機能の低下がある患者の場合、忙しそうな態度ではなく迎え入れる温かな態度、厳しい表情ではなく穏やかな笑顔、相手をみないで話すのではなく相手の視野に入って話す、早口の説明ではなくゆっくりした口調を、必ず実行しなければいけないコミュニケーションとして位置づけて確実に行わなければならない。

　なお、KM氏の困惑の感情が落ち着いた本場面後に、今は痛いところを治すために病院に入院したこと、今いる場所は病室であることをわかってもらうよう説明をする。また、KM氏が文字が読めることを確認した上で、説明したことを忘れてもその都度確認できるように、一緒にメモに書いておくなどの工夫をするとよい。

4.1.2　BPSDが出現した場面

　KM氏は手術後順調に経過し落ち着いて入院生活を送り、手術後3週間後に在宅復帰を目指して、一旦介護老人保健施設に入所することが決定した。施設移動の必要性について、家族を交えて本人にも説明をしたが、即時記憶は保持されているためその時は理解を示しても近時記憶障害があるため、KM氏にとってその記憶の保持は困難である。そのために、退院に向けて、KM氏に多くの職種のスタッフや家族による退院や入所についての説明や確認が頻繁になると、KM氏はスタッフに「息子は私がじゃまなのかもしれない」と話すようになった。その後KM氏には、「物盗られ妄想」が出現するようになった。この「物盗られ妄想」は、多くの情報が処理できず、息子との関係性への不安の増大によって生じたBPSDと考えられる。前項で示したコミュニケーションの技法を活用しながら本場面の相互行為について検討してみよう。

第 7 章　認知症ケアにおけるコミュニケーション

抜粋 3

1　看護師：M さん、お昼なので食堂へ行きましょう

2　KM 氏：あら、あなた。ないのよ、ないの

3　　　　　誰かに盗まれたのよ

4　看護師：何がないんですか

5　KM 氏：ないの、○○（息子）に買ってもらったシャツがないの

6　看護師：○○さんに買ってもらったシャツですか。

7　KM 氏：そうよ

8　看護師：一緒に探しましょうか

9　KM 氏：ありがとう。○○が買ってくれたのよ

10　看護師：○○さんが買ってくれた大切なものなんですね

11　KM 氏：そうなのよ、○○今日来るかしら

12　看護師：○○さんがいらっしゃるか心配なんですね

13　KM 氏：心配ってほどじゃないけどね、大人だし

14　看護師：いらっしゃるとしても夕方でしょうね。

15　KM 氏：そうかしらね

16　看護師：まだ、お昼なので御飯を召しあがってお待ちしましょうか

17　KM 氏：そうね

　　　　　（看護師に誘導されて食堂に向かう）

　本場面の要点の 1 つは、1 行目の誘いへの応答としてつじつまがあわない
KM 氏の発話（2 行目）に、看護師がその言葉を抜粋 2 で示した本人の気持ちに
焦点を当てた言い換えの方法を用いて、本人の言葉の裏にある事情を引き出せ
たことにある。2 つ目は、M さんの 5・7 行目の発話から、物盗られ妄想として
出現した BPSD の要因を分析でき対応の手がかりが得られたことである。3 つ
目は、息子への心配がひとまず解決できる本人が納得できるような言葉かけが
出来たことである。本人が安心するのは、「今日、息子が来る」ということなの
であろうが、この時点では看護師にこの情報が確認できていないため、12 行目
の言葉かけになったのである。このような状況は少なくないため、本人に納得

4. 認知症の人とケア提供者の相互行為に基づくコミュニケーションの検討

してもらいたいが、確かな情報がない場合には「あいまいな表現」を活用するとよいといわれている（Feil／藤沢 2001）。

なお、本場面では、KM 氏の BPSD 出現を引き起こしている要因自体は無くなっていない。したがって、BPSD 出現を防ぐためには退院に伴う準備が本人にとって過剰な刺激とならないような工夫と、息子とのつながりが感じられるような配慮が必要となる。

4.2 生活行動を発揮して生活できるよう支援するためのコミュニケーション

　生活行動とは、人間が成長・発達し、社会生活を調和のとれた状態で営むためになされ、その人らしさを形づくっている、食べる・身体の清潔を保つ・生産的な活動をするなどの行動の総称である（見藤・他 2011）。本稿では、筆者らが取り組んだ研究（小山・他 2015）のデータを用いて、前述した認知症の人が保持しているが、場の状況の中で自ら発揮できにくい生活行動を引き出すコミュニケーションについて検討する。

　筆者は、認知症の人がその人らしく生活するための重要な要素のひとつは、本人が長年にわたって身につけてきた生活行動を発揮して日常生活が送れることであると考えている。なぜならば、認知症になっても保持されている生活行動の細部にわたる技法や習慣にはその人らしさが反映されている（中西 2004）からである。

事例紹介　B 氏　90 歳代後半女性　要介護 4　アルツハイマー型認知症（CDR3：重度）　前述した中等度の人のコミュニケーションの特徴に加え、言葉の理解も困難になっていた。A グループホーム入所後 8 年、几帳面で礼儀正しい振る舞いで生活してきた（スタッフ談）。現在は、集団でのレクレーション活動参加は困難であったが、ホーム一番の年長者として「お母さん」と呼ばれ敬われていた。スタッフも本人の言動を尊重し、さりげない言葉かけをしていた。本人のリズムで、混乱なく暮らしている様子であった。歩行は不安定であるが室内では、伝え歩きの状態であった。

第7章　認知症ケアにおけるコミュニケーション

　下記抜粋は、Aグループホームにおける入浴行動援助の場面である。表内の
番号や表記は、抜粋1と同じ、加えて＜　　＞は場面の説明である。

抜粋4

＜トイレからでてテーブルや椅子を伝って自分の部屋に行こうしていたB
氏に、入浴の準備をしていたスタッフが声をかけるところから始まる場面＞

1　スタッフ：（B氏の後をついて行って前にまわりながら）

2　　　　　　お母さん、ちょっとこっちへ来てくださいー。どうぞ。

3　　　　　　（B氏の肩に片手をのせて、もう一方の手を浴室の方向に手
　　　　　　　を向ける）

4　　　　　　（その後手を引いて浴室の方向に一緒に歩き出す）

5　B氏　　：（手を引かれて歩く）どこに行くのかね

6　スタッフ：あちらへどうぞ（浴室の方向に手を向ける）

7　B氏　　：あらそう

＜浴室まで一緒に歩いていき、脱衣スペースに到着する＞

8　スタッフ：（椅子を手で示し）ここに座りましょう

9　B氏　　：（椅子に腰をおろす）

10　スタッフ：（椅子の高さにしゃがみ込み、B氏の来ているカーデイガン

11　　　　　　の一つ目のボタンをはずしながら）お母さん、お願いします

12　B氏　　：（ボタンをさわり）ボタンをね、ちょんと切ってね、こうね、

13　　　　　　やろうと思ったんだけどもーこのボタンがね

14　スタッフ：（少しの間B氏をみてから）そうね、はずしましょうね（ボタ
　　　　　　　ンをはずす）

15　B氏　　：（ボタンをはずし、カーデイガンを脱ぐ。肌着を脱ぐ。脱い

16　　　　　　だ肌着を両手で持って引っ張る）

17　スタッフ：（しばらくB氏を見てから）Bさん、そうか、表にしたいの

18　　　　　　ね（裏返しになっている肌着を表にする動作をする）

19　B氏　　：（肌着を表にする動作をする）

＜残りの脱衣もスタッフの介助により脱衣が終了した＞

20　スタッフ：（B氏の手をひきながら）これからお風呂に入りましょうね

4. 認知症の人とケア提供者の相互行為に基づくコミュニケーションの検討

21　Ｂ氏　　：（椅子から立ち上がって、浴室に歩く）
＜その後、Ｂ氏はかけ湯をする、渡されたタオルで身体を拭くなどの行為を
自ら行うなどスタッフの見守りと介助により入浴が終了した。＞

〜小山・他（2015, p.81）より一部改変〜

　本場面の全体をみてみると、遂行機能障害があり自ら行うべき行動がとれな
いＢ氏がスタッフの言動によって、脱衣所に移動して脱衣し、浴室に移動して
入浴が開始できたことがわかる。この相互行為の要点のひとつは、スタッフに
よる移動の依頼（1〜4行目）とそれに応答してＢ氏が移動、スタッフによる脱
衣の依頼（11行目）、提案（14行目）とそれに応答してＢ氏が脱衣（12・15行
目）、スタッフによる浴室への移動と入浴の誘導（20行目）とそれに応答してＢ
氏が浴室へ移動（21行目）という連鎖（やりとり）であることがわかる。連鎖
の第一成分の依頼・提案・誘いには、承諾と拒否という第二成分としての応答
があるが、この2種類は対等ではなく、優先する（好ましい）応答と非優先的
（好ましくない）応答があるという。この場合、好ましい応答は承諾であり、好
ましくない応答は拒否である。好ましくない応答は避けられがちであるという
特質を持つ。これらの知見は優先応答体系という会話の構造として示され、普
遍的な応用が可能であると位置づけられている（Levinson／安井・他 1990）。
認知症の人が日常会話のルールを保持していることは前述した。Ｂ氏も“依
頼・提案・誘い”には承諾が優先するという日常会話のしかたを保持しており、
拒否することはなく、承諾して行動することが可能になっていたと考えられ
る。
　要点の2つ目は、言葉の理解の困難なＢ氏への“依頼・提案・誘い”を言葉
だけでなく、手で指し示す・手を引く・やってみせるといった非言語的コミュ
ニケーションも併用していることである。また、言葉についても浴室・入浴と
いった言葉も湯船が見えるまで使っていない。
　要点の三つ目は、依頼（11行目）・提案（14行目）に対して、拒否ではない
もののＢ氏独自の行為であることへのスタッフの対応行為である。Ｂ氏の行
為を観察し意図を推測して尊重しながら、脱衣の行為になるようしてみせて、

第7章 認知症ケアにおけるコミュニケーション

その行為を促しているというやり方である。認知症が重度のB氏が今こだわり、しようとしている行為に合わせて、その行為の延長として、入浴するための脱衣という行為を引き出しているといえる。

以上のような連鎖による相互作用を通して、トイレから自室に行こうとしていたA氏が浴室に移動し、自分のやり方で脱衣し、混乱することなく浴室に入り（21行目）、結果として自ら保持していたかけ湯をする、体をふくなどの入浴行動を発揮して入浴することができた。B氏が示したボタンを外す場面の言動（12・13行目）、脱いだもの肌着への行為（15・16行目）には、几帳面で礼儀正しく生活してきたというB氏らしさが現れているとも推察できる。そして、その行為を否定されず、その行為を継続するやり方で脱衣行為ができている。入浴する、風呂に入るということが理解できない認知症の人にとって入浴行動は「わからない場所で裸にされる」という恐怖心が起こりやすい（鈴木2017）。本場面のスタッフとの相互行為において、B氏はネガティブな感情を抱くことなく入浴できたことがわかる。

もちろん、この場面のコミュニケーションのあり様には、B氏がAグループホーム入所8年の入居者で場やスタッフともなじみの関係にあり不安や困惑が強くないこと、スタッフもB氏の認知症による日常生活行動への支障の詳細や性格や行動特性への理解が深いという前提もある。本場面でも、スタッフの行為は、B氏のそれまでの入浴行動のしかたを尊重した具体的な援助行為であるといえよう。

5. 認知症ケアにおけるコミュニケーションの今後の課題

これまでに論じてきたコミュニケーションは、認知症ケアを実践するための手段としてのコミュニケーションである。認知症の人は、認知症による中核症状を抱えていることの影響によりコミュニケーションにも支障をきたすため、認知症ケアを担うケア提供者がこれらのコミュニケーションの仕方を身につけることは極めて重要である。また、4項で示した検討結果もその一端にすぎない。さらに事例検討や研究を重ねていかなければならない。

しかし、認知症ケアにおけるコミュニケーションはそれだけでよいのだろう

5. 認知症ケアにおけるコミュニケーションの今後の課題

か。筆者が勤務していた高齢者グループホームでは、例えば昼食後、ケアスタッフと認知症が中等度〜重度の入居者がグループで、昔話に花をさかせていた。遠隔記憶、それも各人が輝かしい人生の時の記憶は鮮明に保持されている。ケアスタッフは入居者個々が保持している輝かしい人生の出来事を把握しており、話のきっかけと場面を作っていた。そのような状況が提供される中で、語り手として促された入居者は、現在がまさにその時の自分であったかのように生き生きと楽しそうに語っていた。その状況においては、語り手は「認知症がありケアを受けている入居者と同様の入居者たち」ではなく、ケアスタッフも「彼らのためのケア提供者という関係でない」ように観察できた。ご近所の顔見知り同士（小山 2013）のおしゃべりという場の状況が創られ、更に、昔話は盛り上がっていくのである。そばで見ていても実に楽しそうであった。近時記憶・エピソード記憶障害があるため、このおしゃべりという出来事自体は忘れてしまうが、感情機能は保持されており自分が語りたいことを聴いてもらい楽しかったという感情は残るだろう。ポジティブな感情の機能についてはいくつか紹介されているが、そのひとつは、ネガティブな感情によって崩されたホメオスタシスの復旧・回復に寄与しているのではないかという仮説がある（藤田 2007）。この仮説によれば、前述したように焦りや怒り、不安や困惑を感じることが少なくない認知症の人にとって、ポジティブな感情が持てるようなケアとそれを可能にするコミュニケーションは、認知症がない人以上に、大切なことであるといえよう。

すなわち、このような楽しいという感情をのこしてくれる会話は、第3・4章で強調している「生活世界コミュニケーション（Life-worldly communication）」に含まれると考える。認知症の人が社会的な存在として生活していくためには、他者と交流したり、自分がやりがいを感じる活動ができることが重要である。他者との交流の一つは、他者とコミュニケーションをとることでもある。したがって、社会生活の中で普段に行われている家族、仕事、社会の出来事等についての「生活世界コミュニケーション（Life-worldly communication）」に注目し、これらを意図的に促進する。このコミュニケーションにより、Person-centred Care が目指している認知症の人の心理的ニーズ、すなわち、くつろぎ・携わること・結びつき・共にあること・自分が自分であること、が満たされる

149

第 7 章　認知症ケアにおけるコミュニケーション

ことにもつながると考えられる。今後、「生活世界コミュニケーション（Life-worldly communication）」の効果が検証され、認知症ケアにおいての導入が促進されることが望まれる。

【引用文献】

Bryden, C.（2016）*NOTHNG ABOUT US. WITHOUT US! 20 Years of Dementia Advocacy*. Jessica Kingsley Publishers.（= 2017，馬籠久美子訳『認知症とともに生きる私「絶望」を「希望に変えた 20 年』』大月書店）．

Carter, R., Aldridge, S., Page, M., & Parker, S.（2009）*The Brain Book*. Dorling Kindersley Limited.（= 2012，養老孟司監訳，内山安男・柚﨑通介訳『ブレインブック―みえる脳』南山堂．）．

Feil, N.（1993）*THE VALIDATION BREAKTHROUGH: Simple Techniques for Communicating with People with "Alzheimer's-Type Dementia"*（= 2001，藤沢嘉勝監訳『痴呆症の人との超コミュニケーション法 バリデーション』筒井書房．）．

藤田和編（2007）『感情科学』京都大学学術出版会，3-34.

橋本衛（2013）『アルツハイマー病の BPSD―DLB との比較―』老年精神医学雑誌，24（増刊号）：79-86.

博野信次（2007）『臨床認知症学入門　正しい診療と正しいリハビリテーション』KINPODO, 67-78.

Hoffman, S.B. et al.（1985）*When language fails: Nonverbal communication abilities of the demented*. Neurology and Neurobiology. 18: 49-64.

本田美和子，イヴ・ジネスト，ロゼット・マレスッコテイ（2014）『ユマニチュード入門』医学書院，40-50.

飯干紀代子（2011）『今日から実践　認知症の人とのコミュニケーション　感情と行動を理解するためのアプローチ』中央法規出版，2-13.

生井久美子（2017）『ルポ 希望の人々 ここまできた認知症の当事者発信』朝日新聞出版．

一般社団法人日本認知症ケア学会　認知症ケア用語辞典編纂委員会編（2016）『認知症ケア用語辞典』ワールドプランニング，216.

Kitwood, T.（1997）*DEMENTIA RECONSIDERED the person comes first*. Open University Press.（= 2005，高橋誠一訳『認知症のパーソンセンタードケア』筒井書房）．

海保広之・松原望監修（2010）『感情と思考の科学事典』朝倉書店，18-19.

引 用 文 献

国立精神・神経医療研究センター（2017）『アルツハイマー型認知症の病態の回復可能性が実験モデルで明らかに』http://www.ncnp.go.jp/ up/ 1485485593.pdf

厚生労働省・内閣官房・内閣府・他（2015）『認知症施策推進総合戦略（新オレンジプラン）〜認知症高齢者等にやさしい地域づくりに向けて〜（概要)』http:// www.mhlw.go.jp/ file/ 06-Seisakujouhou-12300000-Roukenkyoku/ 17kaitei_orangeplan_gaiyou.pdf

小山幸代（2015）『認知症の高齢者とのコミュニケーション技術．泉キヨ子・小山幸代編．看護実践のための根拠がわかる　老年看護技術』メヂカルフレンド社，280-303.

小山幸代・片井美菜子・千葉京子・シェザード樽塚まち子・菅原峰子・櫻井正子（2015）『認知症高齢者の生活行動を引き出すコミュニケーションの特徴—エスノメソドロジー研究による相互作用の分析から—』日本早期認知症学会誌，8（2)：78-87.

小山幸代（2013）『認知症高齢者グループホームの成員が形成している集団の特性—エスノメソドロジー研究による相互作用の分析から—』北里看護学誌，15（1)：11-24.

Levinson, S.C.（1983）*Pragmatics*. Cambridge University Press.（= 1990，安井稔，奥田夏子訳，『英語語用論』．研究社出版，415).

水野裕（2008）『実践パーソン・センタード・ケア　認知症をもつ人たちの支援のために』ワールドプランニング．

見藤隆子・小玉香津子・菱沼典子編（2011）『看護学事典』第2版．日本看護協会出版会．736-737.

文部科学省・小山幸代・他編集協力（2014）『高等学校用 老年看護』教育出版．

中西純子（2004）『「日常生活行動」の概念分析』愛媛県立医療技術大学紀要，1(1)：49-56.

日本神経学会「認知症疾患診療ガイドライン」作成委員会（2017）『認知症疾患診療ガイドライン2017』医学書院．

大塚俊男・本間昭（1996）『高齢者のための知的機能検査の手引き』ワールドプランニング．

Sainsbury, R.S. and Corisyine, M.（1986）*Discrimination in Moderately to Severely Demented Patients*. Canadian Journal on Aging, 5, 99-104.

杉本なおみ（2008）『医療コミュニケーション・ハンドブック』中央法規出版．

第7章　認知症ケアにおけるコミュニケーション

鈴木みずえ（2013）『Person-centred Care の理論の現状と看護研究としての展望』看護
　　研究，46（7）：642-659.

鈴木みずえ（2017）『認知症の看護・介護に役立つ　よくわかる　パーソン・センター
　　ド・ケア』池田書店.

高木智世・細田由利・森田笑（2016）『会話分析の基礎』ひつじ書房.

Wood, J.T.（2004）*Communication Theories in action: An introduction. 3rd ed.* Belmont,
　　Wadsworth. Print.

（小山幸代）

索　引

欧　文

Clinical Dementia Rating　128
Default mode network　96
ELAN　93
elder speak　37
Healthy People 2010　11
Healthy People 2020　11
Hovland　3
International Council of Nurses　16
Maslow　17
Mead　4
Medical-Centered Care　7
NIRS　99,100
Peplaw　10
Person & Family Centered Care の文化　8
Person（Patient）-Centered Care　7
RIAS　32,93
Rogers　4
Shannon and Weaver　3
Therapeutic　10
Travelbee　15
WHO（1948）　16
Wood　4
World Health Organization　16

あ　行

あいまいな表現　145
アメリカ合衆国保健福祉省
　（U.S. Department of Health and Human
　Services Centers）　11
アルツハイマー型認知症　128
安全や安心へのニーズ　17
言い換え　136,142,144

医学モデル　18
医師－患者関係　12
意思決定　8,11
一方通行的（one-side）な会話　37
癒し　10
癒す力　10
医療コミュニケーション（Medical
　Communication）　12
医療参加　14
医療者のコミュニケーション　12
医療中心主義　7,46
医療ニーズ　14,16
医療への積極的なかかわり方　8
医療面接　61
医療モデル　38
イントネーション　86
韻律　84
うなずき　87
英国の保健省　7
エスノメソドロジー　58
エピソード記憶　97
援助行動の説明　39
思いやり　9
音圧　91
オンライン・コメンタリー　61

か　行

外見的特徴　84
介護度　41
介護療養型医療施設　42
介護老人福祉施設　42
改善策　50
開拓利用　10
概念フィルター　4
会話の構造　147

153

索　引

会話の主導権　69
会話の焦点化　10
会話のトピック　45
会話分析　44,59
家族　7
価値観　7
看護　16
看護コミュニケーション（Nursing Communication）　6,12,25
看護師・患者コミュニケーション　27,50,63
看護実践　25
看護師と患者間の相互作用　13
看護ニーズ　14,16
患者参加（patient-participation）　26,63
患者中心（patient-centered）　26
患者中心コミュニケーション　91
患者役割　46
感情　9,87,135,138,140
感情機能　132,135,149
機械論　3,84,85
教育　8
教育的介入プログラム　51
共感　10,88,102
共通理解　8
恐怖　9
業務関連コミュニケーション（Task-oriented communication）　17,39,58,63,79
業務の見直し　50
近赤外線分光計測　97
近赤外線分光法　99
クライアント中心（client-centered）　26
グループディスカッション　49
「ケア」概念　31
ケアとしてのコミュニケーション　17

ケアの基準　8
ケアの質　9
健康　16
健康観　16
健康管理　11
健康コミュニケーション（Health Communication）　6,11
健康指導　11
健康寿命　37
健康情報　11
健康増進　14
健康問題　9
健康リスク　11
言語音声メッセージ　5
言語障害　46
言語的コミュニケーション　37
言語非音声メッセージ　5
言語メッセージ　5
権力関係　28
公衆衛生　11
後天性難聴者　101
行動の指示や促し　39
行動変容　108,115
高齢者　14
高齢者施設　42
高齢者施設の設置基準　52
声かけ時間　41
声かけの現状　49
誤解の修正　10
国際看護師協会　16
コミュニケーション　1,8,12,25,59
コミュニケーションアコモデーション理論　86
コミュニケーションの数学的理論　2
コミュニケーション・パラダイム　15
コミュニケーションへの認識と技術　50

154

索　引

さ 行

ジェスチャー　29,87
時間　84,92
シグナルの伝達　13
刺激（S）　4,84
自己開示　10
自己効力感　115
自己実現へのニーズ　17
自己選択　65
支持の表明　10
施設　37
施設ケア　1
施設種類　42
視線　29
視線交差　90
視線配布　90
質的分析　39
疾病予防　14
指定介護療養型医療施設　52
自発性瞬目　98
自発発語回数　47
自発発語時間　44
社会的事柄　41
社会的存在である人間　18
周波数　86
終末期　14
受信者　85
主体（O）　4
主体の反応（R）　4
手段　14
受容　10
瞬目　91
象徴的相互作用論的視点　4
情緒的サポート　8
情動　86
小児患者　14

情報　8
情報の提供　10
ジョーク　90
所属や愛へのニーズ　17
人格中心（person-centered）　26
身体状況の把握　39
身体接触　84
身体的・精神的健康　18
身体的接触（タッチ）　29
身体動作　84
心電図　94,98
シンボリック相互作用論　84,85
シンボル　3,4
信頼関係　14
心理学的視点　3
心理の安定　41
ストレス　9
生活世界　41,77,145
生活世界コミュニケーション（Life-
　worldly communication）　17,39,58,
　　63,79,101,149,150
制度的相互行為　44,59
生理的ニーズ　17
積極的傾聴　10
接触　87
セルフマネジメント教育　107
前傾姿勢　87
宣言的記憶　97
選択的話しかけ　50
相互行為　59,126,138,139,147
相互行為分析　33,58,60,63
相互行為分析システム（RIAS）　31
相互作用　10,148
操作的定義　8
送信者　85
送信者・受信者モデル　13
双方向性の会話　45

155

索　引

尊厳　8
尊重や尊敬へのニーズ　17

た　行

対処行動　141
対人距離　89
態度変容　3
第2成分　65
大脳基底核　96
大脳辺縁系　96
タイプⅠコミュニケーション　17,39
タイプⅡコミュニケーション　17,39
他者選択　65
タッチ　29
タッチの使用　10
探索的質問　10
単純反復　135
逐語録　39
知識・記憶　41
注意の喚起　39
聴覚障害　46
治療的　10
治療的看護師　10
治療的コミュニケーション（Therapeutic
　Communication）　6,9
通信路　85
定義　16
同一化　10
統計学的分析　39
同調的　64,65,69
閉じた質問（a closed-end question）
　60,134
トピックの提供　72
トランスクリプトに用いられる記号
　80

な　行

内省　96
内容分析　39
日常会話　44,59,131,133,140,147
日本認知症ワーキンググループ　127
ニューロフィードバック　100
人間関係　10
人間・患者中心コミュニケーション
　（Person or Patient-Centered
　Communication）　6
人間の欲求　17
認知機能障害　128,130,132,137
認知症　42,46
認知症ケア　148
認知症施策推進総合戦略　126
認知症の行動・心理症状（BPSD）
　137,143
認知症の診断基準　127
認知症の中核症状　130,137,138
認知症の Person-centred Care　125
認知症の病型　128
脳波　97,98

は　行

パートナーシップ　7
発語回数　47
発語時間　17,43
発話順番　67,71
バリデーション　136
反応　84
反応の結果（C）　4
非言語音声メッセージ　84
非言語的　29
非言語的コミュニケーション　135,
　136,143,147
非言語非音声メッセージ　84

索　引

非言語メッセージ　5
非同意　75
批判的振り返り　48,49
表情　85,89
開いた質問（an open-ended question）
　60
不安　9
フィードバック　10
フローレンス・ナイチンゲール　15
米国疾病予防研究センター（CDC）
　11
ベビー・トーク　28
ヘルスケア提供者　7
ヘンダーソン　16
方向づけ　10
ポーズ　86

ま　行

マーカー　94
マスク　90
マスコミ　11
マルチモーダル　101
慢性期　14
メッセージ　134
モーションキャプチャ　94

モチベーション　114
問題解決　10
問題解決力　14

や　行

ユマニチュード　134
要介護高齢者　37
要介護度　46
要求・要望の確認　39
予防活動プログラム　11

ら　行

ラポール　86
リーダーシップスキル　8
理解　10
リスクコミュニケーション　11
リハビリテーション　100
理論的定義　13
臨床・医療コミュニケーション（Clinical
　or Medical Communication）　6
臨床コミュニケーション（Clinical
　Communication）　12
臨床的決定　8
隣接ペア　65

157

《執筆者紹介》（執筆者　2018 年 3 月 31 日現在）

深谷　安子（ふかや・やすこ）

現在の所属：関東学院大学 在宅看護学 教授（はしがき、第 1 章、第 3 章）

専門分野：在宅看護学、老年看護学

学　　位：1987 年　学士（看護学、聖路加看護大学）

　　　　　1989 年　修士（看護学、聖路加看護大学）

　　　　　1999 年　博士（保健学、東京大学）

北村　隆憲（きたむら・たかのり）

現在の所属：東海大学 法学部 教授（はしがき、第 2 章、第 4 章）

専門分野：法社会学、ヘルスケアの社会学

学　　位：1981 年　学士（法学、早稲田大学）

　　　　　1983 年　修士（法学、東京都立大学）

小山　幸代（こやま・さちよ）

現在の所属：北里大学 看護学部 生涯発達看護学 教授（第 7 章）

専門分野：老年看護学

学　　位：1978 年　学士（教育学、千葉大学）

　　　　　1994 年　修士（保健学、東京大学）

　　　　　2009 年　博士（人間科学、常磐大学）

若林　律子（わかばやし・りつこ）

現在の所属：関東学院大学 療養支援看護学 准教授（第 6 章）

専門分野：成人看護学

学　　位：1995 年　学士（看護学、東京医科歯科大学）

　　　　　2011 年　博士（医学、日本医科大学）

川口　港（かわぐち・みなと）

現在の所属：関東学院大学 理工学部 研究助手（第 5 章）

専門分野：神経科学

学　　位：2006 年　学士（工学、関東学院大学）

　　　　　2008 年　修士（工学、関東学院大学）

　　　　　2011 年　博士（人間科学、早稲田大学）

看護におけるコミュニケーション・パラダイムの転換
―ケアとしてのコミュニケーション―

2018 年 4 月 27 日　第 1 刷発行

編著者	深　谷　安　子
	北　村　隆　憲
発行者	関東学院大学出版会
	代表者 規　矩　大　義
	236-8501　横浜市金沢区六浦東一丁目 50 番 1 号
	電話・(045) 786-5906 ／ FAX・(045) 785-9572
発売所	丸善出版株式会社
	101-0051　東京都千代田区神田神保町二丁目 17 番
	電話・(03) 3512-3256 ／ FAX・(03) 3512-3270

印刷／製本・藤原印刷株式会社

©2018　Yasuko Fukaya and Takanori Kitamura
ISBN 978-4-901734-72-1　C3047　　　　　　　　Printed in Japan